PHILIPP
STEHLER

FACHBEITRÄGE: PROF. DR.

W0338761

Mein Darm ist kein Arsch

Wie aus einer
fiesen Diagnose
etwas Wertvolles
für mein Leben wurde

INHALT

EIN BÖSES ERWACHEN

Ich versuchte meine Augen zu öffnen. Überall nur Schläuche und blinkende Lämpchen. Dazu so ein ständiges Piepen. Ich fühlte mich wie unter Drogen, alles war verschwommen. Okay, was will man erwarten, wenn man nach einer mehrstündigen OP unter Vollnarkose auf der Intensivstation aufwacht? Plötzlich wusste ich wieder, was los war. »Du hast jetzt einen Beutel!«, dachte ich und meine Hand wanderte langsam unter die Decke. Ich schaute nicht hin, das konnte ich nicht. Aber ich spürte, dass mein Bauch sehr prall und dick war. Alles war von der Operation stark geschwollen.

Obwohl ich Angst hatte, tastete ich weiter. Irgendwo musste das Ding doch sein. Da spürte ich etwas: einen Beutel. Prall. Mit Luft gefüllt. Ich wusste nicht, ob ich weinen oder mich freuen sollte. Klar, dieses Ding hat mir wahrscheinlich das Leben gerettet. Aber, könnte ich jemals wieder Bodybuilding machen oder eine Fitnesskampagne? Ganz zu schweigen von Bildern mit freiem Oberkörper. Ich fiel in einen schwarzen Gedankenstrudel. Nur die Schmerzen waren schlimmer als das Kopfkino.

Eine Schwester kam herein und begrüßte mich freundlich. Sie erklärte mir, wo ich war, und fragte mich, wie es mir ginge. Sie zeigte mir auch einen Knopf, den ich drücken sollte, wenn ich Schmerzen hätte. Er gehörte zu einer Schmerzpumpe, die mir nach Bedarf Schmerzmittel injizierte. Die Schwester meinte, ich bräuchte damit nicht sparsam sein. Ich drückte sofort! Alles um mich herum verschwamm wieder. Keine Ahnung, ob das von den Medikamenten kam oder doch noch von der Narkose. Aber ich konnte meine Augen kaum noch offenhalten …

Als ich sie das nächste Mal aufschlug, stand meine Mutter vor mir. Sie sah mich an und ihre Blicke schenkten mir sofort Kraft.

Trotzdem weinten wir beide. Sie muss während der ganzen Zeit durch die Hölle gegangen sein. Ihr Sohn hatte ein lebensbedrohliches Problem und nur eine Not-OP hatte ihn retten können. Kann es etwas Schlimmeres für eine Mutter geben? Sie wich nicht von meiner Seite, schlief sogar im Wohnwagen vor dem Krankenhaus. Unsere Bindung war aber auch schon immer besonders, zumindest, wenn ich Freunde und ihre Mütter betrachte. Ich hatte immer ein sehr enges Verhältnis zu meinen Eltern. Heute weiß ich, dass auch das essenziell für meine Genesung war …

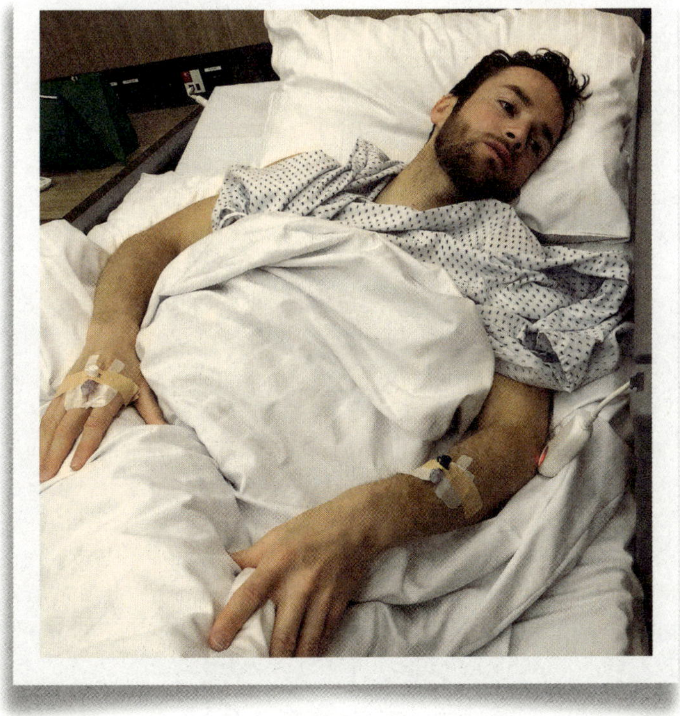

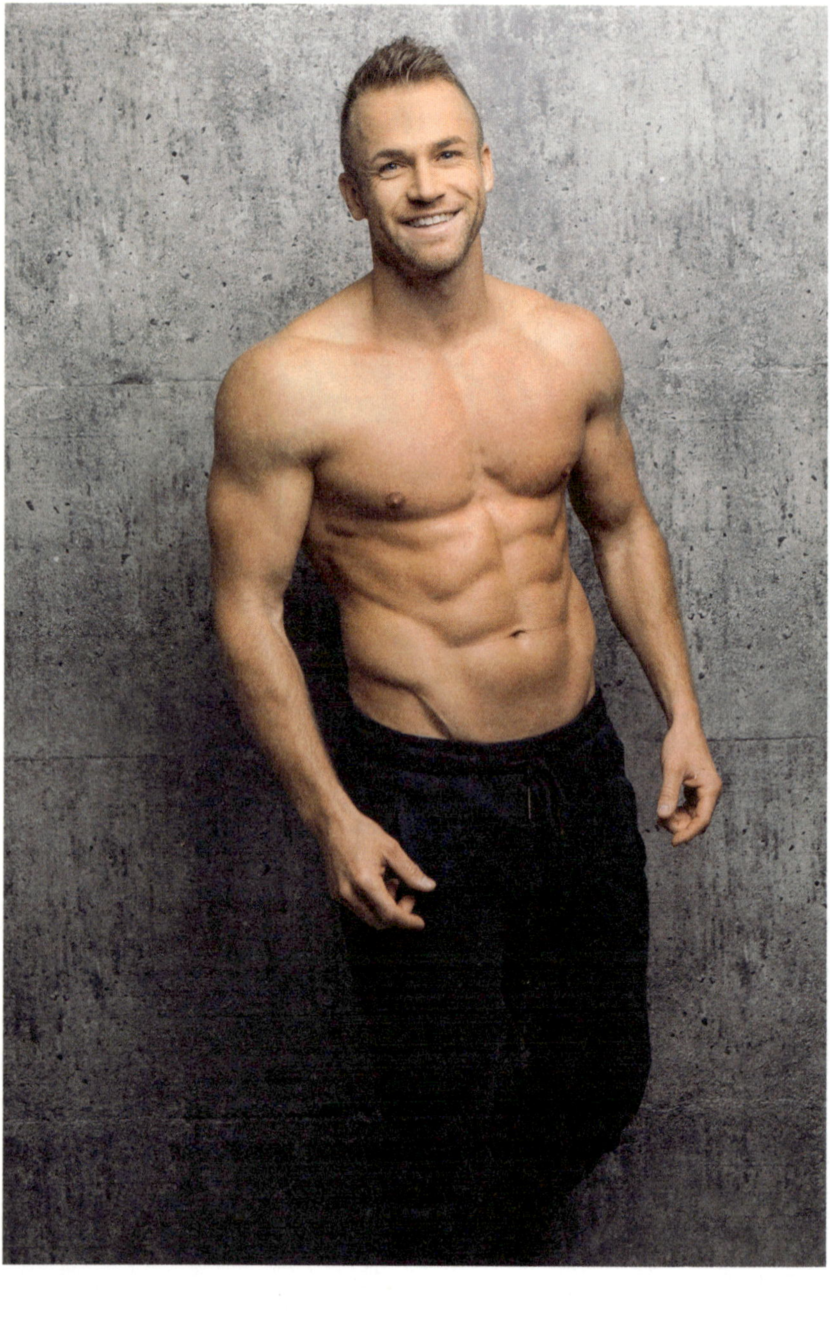

Was kann mir schon passieren?

Wenn du jung bist und noch dazu super sportlich, kannst du dir nicht vorstellen, dass dein Körper nicht tiptop funktioniert. Genauso ging es mir: Ich habe lange nicht wahrhaben wollen, dass etwas nicht stimmt …

RAUS INS LEBEN

Ich hatte echt eine coole Kindheit und Jugend – und ich glaube, das hat mich auch stark gemacht für das, was später kommen sollte ....

Ich wuchs im idyllischen Bad Freienwalde auf, das sich, obwohl ich nur ein Jahr vor der Wende am 6. Juni 1988 auf die Welt kam, noch viele Jahre den alten »DDR-Flair« bewahrt hat. Auch wenn mein Heimatörtchen gerade mal 60 Kilometer Luftlinie von Berlin entfernt war, lagen tatsächlich Welten zwischen der neuen Hauptstadt und meinem Zuhause. Heute würde man die Lage wohl als »am Arsch der Welt« bezeichnen, aber für mich war es damals das Paradies.

Das große alte Haus, in dem wir wohnten und in dem mein Vater bis heute lebt, stand draußen am Ortsrand. Vorne raus begann auf der gegenüberliegenden Straßenseite der Wald, hinten raus war nichts als Felder. Ich war also ein richtiges Dorfkind – auch wenn sich Bad Freienwalde aufgrund seiner Einwohnerzahl tatsächlich als Stadt bezeichnen darf.

Wenn ich nicht in den Kindergarten oder später in die Schule musste, war ich eigentlich immer draußen unterwegs. Hab mit den Nachbarskindern Verstecken gespielt, Klingelstreiche gemacht oder Baumhäuser gebaut. Computerspielen fand ich langweilig, viel lieber habe ich im Wald mit Pistolen aus Stöckchen rumgeballert. Wahnsinn, wenn ich denke, was wir Kinder früher für Freiheiten hatten. Man hat uns einfach machen lassen und solange wir pünktlich zum Essen wieder zu Hause waren, war alles in Ordnung.

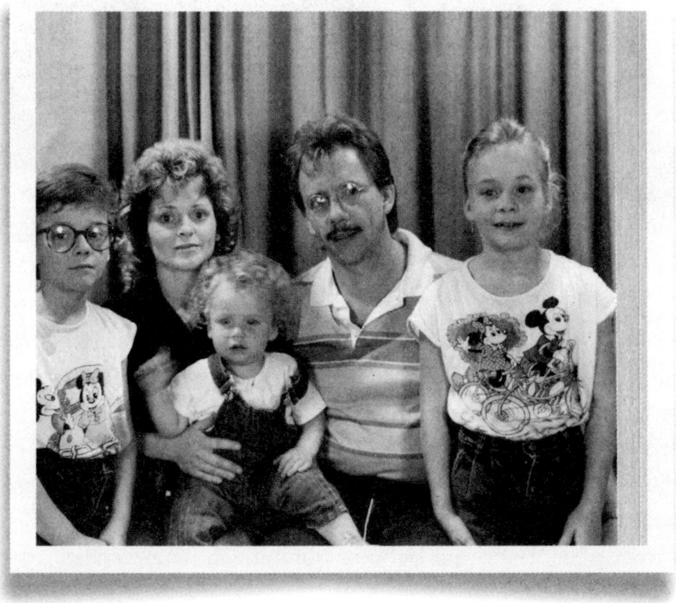

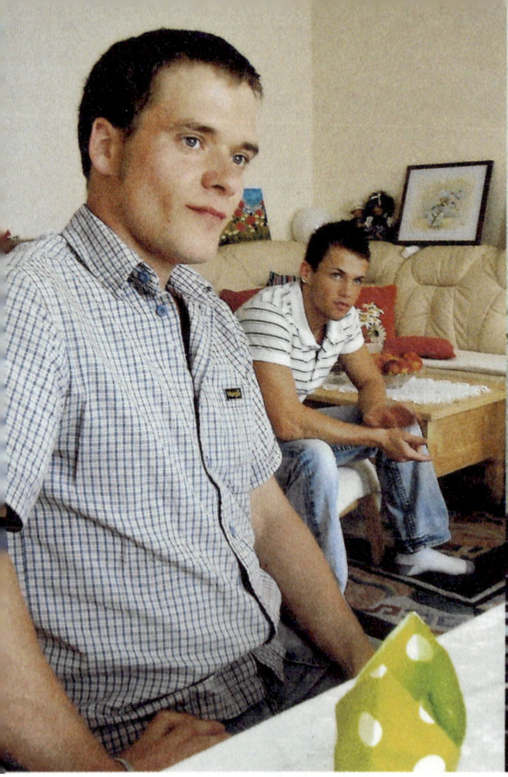

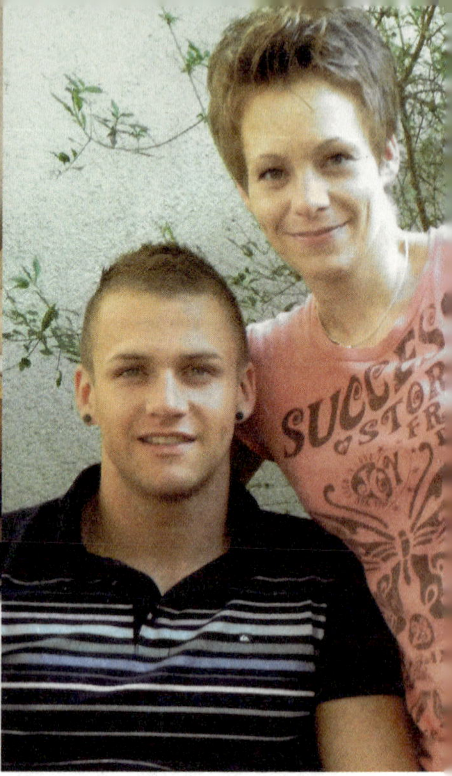

Mein Vater Burkhardt arbeitete zu der Zeit als Installateur für Heizungs- und Sanitäranlagen, meine Mutter Bärbel als gelernte Krankenschwester im Pflegedienst. Beide waren also beruflich total eingespannt. Daher war meine Oma, die unten im Haus wohnte, eine ganz wichtige Bezugsperson für mich. Trotzdem waren meine Eltern immer für mich da. Ich habe mich immer geliebt und gut behütet gefühlt. Ich hatte wirklich eine super Kindheit.

Ich war der Jüngste von drei Geschwistern. Mein Bruder Robert und meine Schwester Michaela sind Zwillinge und sechs Jahre älter als ich. Beides war vermutlich der Grund dafür, dass wir in meinen ersten Lebensjahren erst mal eher wenig miteinander zu tun hatten – ist halt doch ein recht großer Abstand. Als ich noch kleiner war, hat mich meine Schwester zwar aus irgendeinem Grund oft mitgenommen, wenn sie mit Freunden unterwegs war. Und ich glaube ich war sogar bei ihrem allerersten Kuss dabei. Heute denke ich aber, dass meine Mutter sie vermutlich einfach dazu »verdonnert« hat, auf mich aufzupassen. Es war also wohl eher »Babysitting« als »Geschwisterliebe«.

Für meinen Bruder war ich lange Zeit ebenfalls das Baby, der uncoole »Ausbremser«, auf den man ständig Rücksicht nehmen musste, und der nichts anderes tat, als zu nerven. Unser Verhältnis änderte sich erst, als ich mit 14, 15 angefangen habe, wie er an Mopeds rumzuschrauben. Wir haben wie viele Teenager damals alte Simsons auffrisiert und sind damit über die Felder rund um Bad Freienwalde gebrettert. Und den alten Viehstall im Hof haben wir zum Partyraum umgebaut, indem wir mit unseren Freunden abgehangen haben. Es gab damals ja keine Cafés, Clubs oder Kneipen. Wie gesagt, wir wohnten am Ende der Welt.

Ich war in unserer Familie das Nesthäkchen und vielleicht kommt daher auch die enge Beziehung, die ich zu meinen Eltern habe, besonders zu meiner Mutter. Wir hatten einfach schon immer eine einzigartige Verbindung.

Andererseits muss ich schon sagen, dass ich auch wahnsinnig von Robert profitiert habe. Auch wenn er wegen seiner geringen Körpergröße schon immer überall nur »der Kurze« genannt wurde, hatte er eine unglaublich große Ausstrahlung. Jeder kannte ihn, jeder mochte ihn und heute würde man sagen, er war unglaublich gut vernetzt und super im Connecten. Das war für mich natürlich klasse. Wenn es irgendwo Probleme gab oder es mal nach Ärger roch, war immer jemand zur Stelle, der sagte: »Hey, das ist doch der kleine Bruder vom Kurzen.« Das hat auch mich selbstsicher gemacht. Außerdem fand ich es einfach cool mit den Älteren abzuhängen und mich im Glanz meines großen, kleinen Bruders zu sonnen. Seitdem haben wir ein wirklich gutes Verhältnis. Bis heute.

IMMER WEITER

Bewegung war mir schon immer wichtig. Schon als kleiner Junge war ich komplett sportverrückt. Und ich wollte immer der Beste sein. Bis heute steht auf der Rekordwand meiner alten Grundschule in vereinzelten Disziplinen mein Name. Besonders gut war ich im Turnen. Meine damalige Sportlehrerin empfahl meinen Eltern deswegen, mich nach der Grundschule an einer Sportschule anzumelden. Ich war natürlich Feuer und Flamme und vor allem superstolz. Bis ich mitbekam, dass diese Schule gar nicht in Bad Freienwalde war, sondern in Frankfurt an der Oder. Das war eigentlich nicht so weit entfernt. Aber von zu Hause ausziehen? Das kam für mich überhaupt nicht in Frage. No way! Ich wollte unbedingt bei meinen Eltern und meinen Geschwistern bleiben. Also trat ich den Plan in die Tonne und besuchte statt der »Kaderschmiede« das Bertold-Brecht-Gymnasium in Bad Freienwalde. Aber immerhin hatte ich im Abitur Schwerpunkt Sport und in meiner Handball-Abi-Prüfung eine Eins.

Ich glaube, ich habe während meiner Schulzeit so ziemlich jeden Sport ausprobiert. Ich sag immer: Ich kann alles, aber nichts richtig. Am längsten bin ich beim Fußball »hängengeblieben«. Über sechs Jahre. Doch während mich das Spiel an sich sportlich eher unterfordert hat, war ich technisch leider einfach nicht gut genug, um wirklich was zu reißen. Dazu kam, dass ich in der Mittelstufe in der Schule mal einen ganz schönen Durchhänger hatte und beinahe sitzengeblieben wäre. Ich habe echt super viel gebüffelt, um das Jahr noch zu schaffen. Um auch noch ständig zum Fußballplatz zu radeln, der noch dazu fünf oder sechs Kilometer entfernt war, fehlte mir einfach die Zeit. Also habe ich irgendwann aufgehört zu kicken.

Ich blieb natürlich nicht lange untätig. Inspiriert durch einen Freund meines großen Bruders fing ich mit Kraftsport an – erst zu Hause und dann im Fitnessstudio. Und ich merkte schnell:

Das ist mein Ding! Warum nicht an mir selbst »bauen«, statt in der Mannschaft »unterzugehen«. Sicher hatte es auch was mit meiner Größe zu tun. Ich war ja immer eher einer der Kleinsten. Das kannst du natürlich durch Kraftsport gut kompensieren.

Das Studio lag gleich bei uns ums Eck über einer Bowlingbahn und war so eine richtige »Muckibude«, in der nur Männer trainiert haben und wo mehr oder weniger stumpf gepumpt wurde. Trotzdem war es verhältnismäßig leer, ich glaube ich musste 50 Euro im Monat dafür hinblättern. Viel Geld war bei uns eigentlich nie da. Aber weil mein Vater es total wichtig fand, dass ich Sport trieb, schoss er mir etwas zu. Und ich selbst habe neben der Schule als Zeitungsausträger oder in Autowerkstätten gejobbt, eine lange Zeit auch im Supermarkt. Ich war nie der, der alles, wie sagt man so schön, in den Arsch geschoben bekam. Aber das hat mich nicht sonderlich gestört, im Gegenteil. Das hat mich fürs Leben geschult und ich habe dadurch schon recht früh gelernt, dass ich für mein Geld und meine Ziele hart arbeiten muss.

Vielleicht hatte die Arbeit am Körper auch ein bisschen mit meinem inneren Drang zu tun, gesehen zu werden. Nicht, dass ich damit angeben wollte. Wenn jemand gesagt hat, ich solle mal meinen Oberkörper frei machen, war mir das lange sogar eher unangenehm. Vom Training abgehalten hat mich das aber nicht. Ich war jetzt beinahe täglich an den Gewichten und mit Sicherheit der Jüngste unter all den »Muskelprotzen«. Zum Glück gab es einen Trainer, der immer zwischen uns hin und her gelaufen ist und darauf geachtet hat, dass wir alles richtig machten. Denn eigentlich soll man in diesem Alter ja noch gar nicht an Geräten trainieren, sondern lieber nur mit Körperkraft – oder sich zumindest genau zeigen lassen, wie man üben muss, um den Körper zu stärken und nicht zu überlasten. Ich muss zugeben, dass mir das früher ziemlich egal war und ich es deshalb maßlos übertrieben habe. Immer noch mehr Trainingseinheiten, immer mehr Gewicht ... Heute bin ich mir sicher, dass der Bandscheibenvorfall, denn ich mit Anfang 20 hatte, auch meiner Sportvergangenheit geschuldet war.

Damals hieß es ja noch, man solle sich bei solchen Sachen schonen. Aber das konnte ich natürlich nicht. Stattdessen habe ich weitergemacht und nur einen Gang runtergeschaltet. Tatsächlich hat das geholfen. Noch heute spüre ich es recht schnell im Rücken, wenn ich länger keinen Sport mache. Aber ich habe gelernt, in Maßen zu trainieren und dabei an alle Körperpartien zu denken. Wenn man mit dem Krafttraining anfängt, sieht man dadurch zwar vielleicht nicht so schnell etwas, aber dafür sind die Proportionen viel besser und vor allem belastet man den Rücken sehr viel weniger.

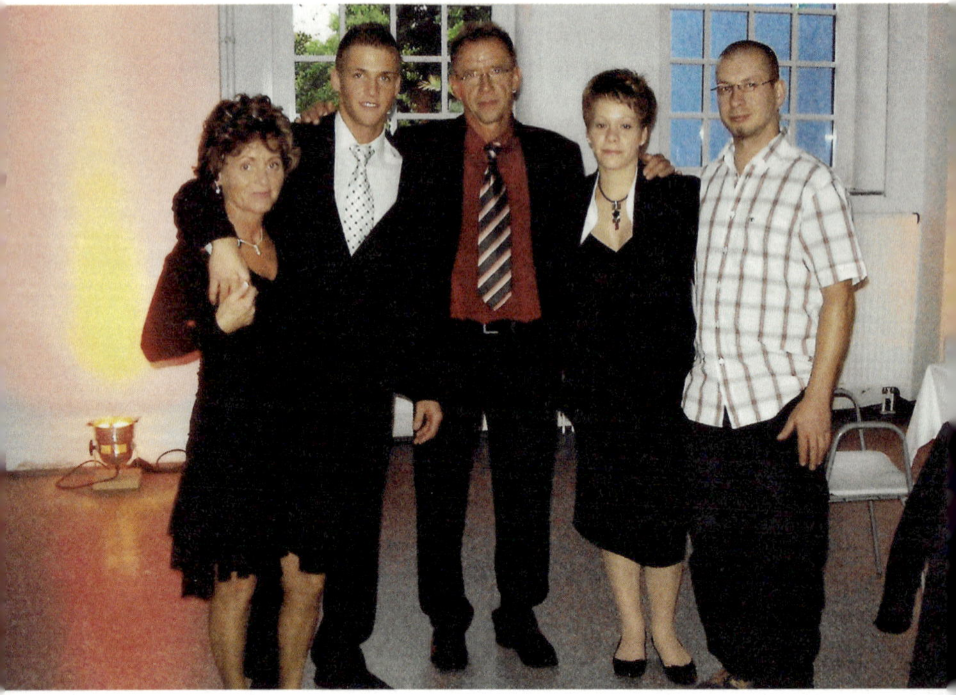

TRAUMBERUF? POLIZIST!

Nach dem Abi 2008 habe ich kurz überlegt, ob ich nicht Sport studieren sollte. Aber ich habe mich davon abbringen lassen. Zum einen sah ich mich irgendwie nicht als Student an der Uni. Zum anderen wollte ich meinen Eltern nicht noch länger auf der Tasche liegen. Und vermutlich spielte es auch eine Rolle, dass ich immer noch nicht von zu Hause wegziehen wollte. Außerdem war da schon immer diese Idee in meinem Kopf, zur Polizei zu gehen. Ich war tief in mir drin überzeugt, dass dort mein Platz wäre.

Schon als ich mit 16 das erste Schülerpraktikum machen sollte, stand außer Frage, dass ich mich nirgendwo anders bewerben würde. Ich weiß auch warum. Mein Vater ist ein passionierter Angler und seit ich ein kleiner Junge war, hatte ich ihn am Wochenende zum Angeln an die Oder begleitet. Wenn dann die Wasserpolizei vorbeifuhr, sagte er immer: »Was für ein Job! Die schippern den ganzen Tag nur zwischen Deutschland und Polen auf der Oder hin und her und passen auf, dass keiner davonschwimmt. Das solltest du auch mal machen, Philipp, anstatt dir die Knochen kaputt zu machen wie ich.«

Ich absolvierte mein Praktikum dann beim Bundesgrenzschutz. Mein Vater fuhr mich jeden Morgen mit dem Auto hin und holte mich abends wieder ab. So kamen zwar am Tag knapp 120 Kilometer zusammen, aber er war einfach stolz wie Oskar, dass sein Jüngster fast schon ein »echter« Polizist war. Und tatsächlich wurden in dieser Woche quasi die Weichen für meine spätere Berufswahl gelegt. Mich faszinierte dieser Beruf einfach: Ich konnte schon immer gut mit Menschen umgehen, war nie auf den Mund gefallen, vielleicht manchmal sogar etwas zu forsch. Außerdem hat Polizeiarbeit durchaus etwas mit körperlicher Fitness zu. Genau das wollte ich! Ich wollte mit meinen persönlichen Stärken punkten und sie nutzen. Mein Ziel stand fest: Ich wollte Polizist werden.

Nach dem Schulabschluss war die Suche nach einem Ausbildungsplatz dann aber erst einmal wenig erfolgreich. Ich bekam echt nur Absagen. Mal waren die Noten zu schlecht, mal hatte ich beim Bewerbungsschreiben einen Kommafehler gemacht. Langsam sah ich alle Felle davonschwimmen.

Ich musste mich breiter aufstellen und überlegte, was ich sonst noch tun könnte. Plan B war dann eine Offiziersausbildung mit parallelem Studium an der Bundeswehrhochschule. Sport und Geschichte. Für dieses Fach hatte ich nämlich auch schon immer ein Faible. Die Aufnahmeprüfung erfolgte in der Mudra-Kaserne in Köln und war echt hart. Aber ich habe es tatsächlich geschafft. Nach drei Tagen stand ich vor einem Offizier, der in meinen Unterlagen herumblätterte und mich fragte: »Was wollen Sie denn studieren, Stehler?« Ich nannte ihm meine Wunschfächer – aber was ich dann erfahren musste, verschlug mir fast die Sprache. »Also, in Sport gibt es immer nur ganz wenige Plätze und die sind schon seit Monaten vergeben. Wir haben aber noch Plätze für Raumfahrttechnik oder Physik. Wie sähe es denn damit aus?«

Ich war entsetzt. Ich konnte doch nichts studieren, für das ich keinerlei Passion hatte. Noch dazu war ich eine totale Niete in Mathe. Die zweite Option, die er mir vorschlug, nur die Offiziersausbildung ohne Studium, kam auch nicht in Frage. Ich konnte mir einfach nicht vorstellen, in 15 Jahren noch immer beim Bund zu sein.

Ein Mitbewerber riet mir, es doch im bayerischen Fürstenfeldbruck bei der Luftwaffe zu versuchen, wenn ich doch mit der bestandenen Prüfung schon die Befähigung für den fliegerischen Dienst hätte. Und tatsächlich hätte man mich dort auch genommen. Aber zur gleichen Zeit trudelte die Zusage für eine mittlere Laufbahn bei der Bundespolizei ins Haus – und letztendlich entschied ich mich dann dafür.

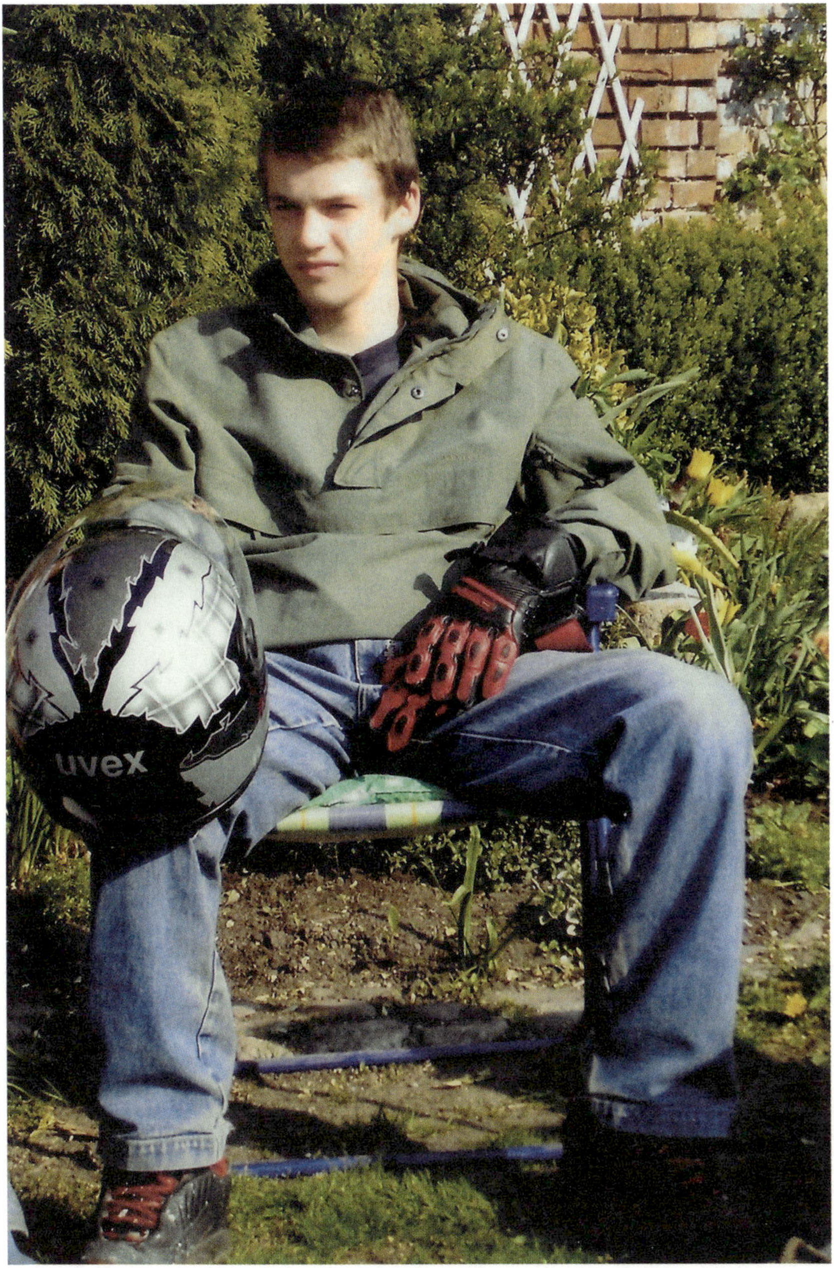
uvex

DIE ERSTEN KRANKHEITSANZEICHEN

Meine Polizeikarriere begann in einem Ort namens Oerlenbach, einem winzigen 5000-Seelen-Dorf im, sorry, bayerischen Nirgendwo. Das erste Mal in meinem Leben war ich allein längere Zeit von zu Hause fort. Es war unglaublich schwer für mich, so weit wegzuziehen, auch wenn für mich damit der Traum, Polizist zu werden, in Erfüllung ging. Trotz der Entfernung von 500 Kilometern pendelte ich daher jedes Wochenende hin und her: Am Freitag direkt nach der Schicht fuhr ich nach Hause und erst Sonntagabend ging es wieder zurück ins Ausbildungszentrum.

Aber nicht nur die Entfernung zu meiner Familie und meinen Freunden war in dieser Zeit ein Problem für mich. Mir machte auch zu schaffen, dass die Beziehung meiner Eltern damals immer schlechter wurde. Sicher, ihre Eheprobleme waren für uns Kinder nichts Neues. Für uns war es eigentlich ganz normal, dass ab und zu der Haussegen schief hing und sich die beiden in die Haare kriegten. Aber jetzt spitzte sich die Lage zunehmend zu. Und wenn ich heute zurückblicke, litt ich darunter weitaus mehr, als ich damals dachte.

2011 gab es anscheinend keinen Ausweg mehr. Meine Eltern ließen sich scheiden. Ich versuchte alles, wirklich alles, um beiden gleichermaßen beizustehen und jedem von ihnen Gehör und Rat zu schenken. Wir telefonierten beinahe täglich, mal hörte ich mir die Version meiner Mutter an, mal die meines Vaters. Ich versuchte, beide Seiten zu verstehen und beiden Zuspruch zu geben. Ich wollte einfach keinem von ihnen das Gefühl geben, dass ich ihm die Schuld an allem gab. Von meinen Geschwistern fühlte ich mich alleingelassen. Sie hielten sich raus. Sie sind in dieser Beziehung einfach ganz anders als ich. Außerdem hatten sie mittlerweile selbst Familien und vermutlich anderes um die Ohren. So war ich unter uns Kindern für meine Eltern quasi der einzige Ansprechpartner. Und ich hatte das Gefühl, kompensieren zu müssen, was meine Geschwister nicht machten. Heute bin ich mir nicht mehr sicher, was besser war: Zu versuchen jeden Tag Kontakt zu halten und sich einzumischen beziehungsweise etwas beizutragen oder einfach Abstand zu nehmen und meine Eltern ihre Entscheidungen selbst treffen zu lassen. Aber Fakt ist, dass damals nicht nur die Ausbildung zum Polizeimeister viel anstrengender war als ich erwartet hatte, sondern dass mir auch die familiären Probleme ziemlich zusetzten.

Ungefähr 2010 ging es dann wahrscheinlich auch mit meiner Krankheit los. Auf jeden Fall hatte ich plötzlich öfter mal Bauchkrämpfe und Durchfall. Einen allzu großen Kopf habe ich mir deswegen aber nicht gemacht: Hallo, ich war Anfang 20, stark und unabhängig – und im Begriff ein Polizist zu werden. Da konnte ich doch gar nichts haben, dachte ich mir. Also ignorierte ich die Beschwerden. Schob sie auf die Nahrungsergänzungsmittel, die ich einnahm, um meinen Körper mit Proteinen und Mineralstoffen zu versorgen. Schließlich trainierte ich echt intensiv, erst recht seit ich mit der Ausbildung begonnen hatte. Ich weiß nicht warum, aber das ganze Gewichtestemmen war einfach mein Ding. Ich fühlte mich dadurch viel besser. Vielleicht wollte ich, wie gesagt, durch meine Muskeln auch ein wenig meine Größe kompensieren. Was auch immer: Ich war jedenfalls Kraftsportler mit Leidenschaft. Durchfälle kamen da natürlich sehr ungelegen.

Wie ich erst später erfuhr, litt ich schon damals an Colitis ulcerosa, einer chronischen Darmentzündung. Obwohl diese Krankheit gar nicht so selten ist, sind Wissenschaftler und Ärzte sich bis heute noch nicht einig darüber, was genau sie eigentlich auslöst. Aber immer wieder wird vermutet, dass Colitis ulcerosa auch psychische Ursachen haben kann. Ich denke mittlerweile, die ganze Situation damals, der ganze Druck, könnte zumindest mit ein Grund dafür gewesen sein, dass ich krank wurde. Aber so sehe ich es jetzt.

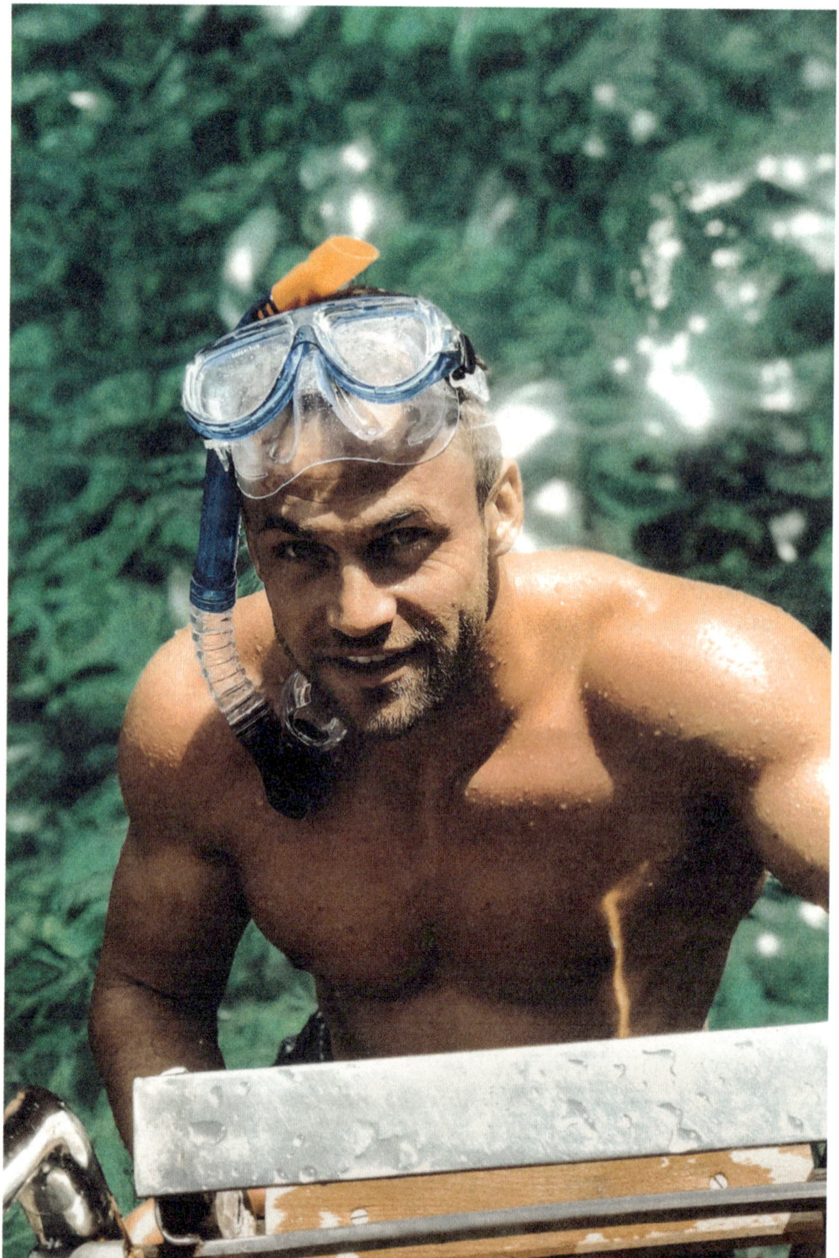

Vor gut zehn Jahren ahnte ich nichts von alldem und habe mich nicht die Bohne mit Colitis ulcerosa oder irgendeiner anderen Magen-Darm-Krankheit beschäftigt. Ich wusste ja noch nicht mal, dass ich krank war. Also konzentrierte ich mich darauf, herauszufinden, ob es irgendwelche Nahrungsmittel gab, die ich nicht vertrug. Ich hatte gehört, dass manche Menschen eine Laktoseintoleranz haben, also eine Unverträglichkeit gegenüber Milchzucker, und ich tippte darauf, dass auch ich dazu zählte. Schließlich hatte ich wegen des Kraftsports ja einen ziemlich starken Proteinkonsum, aß Unmengen Quark und verbrauchte noch mehr Proteinpulver, das meine Muskeln wachsen lassen sollte. Ja, ganz bestimmt hatte ich eine Laktoseintoleranz.

Als damals alles losging, war ich gerade mal Anfang 20. Ich dachte, mir gehört die Welt, und konnte mir beim besten Willen nicht vorstellen, dass ich ernsthaft krank war. Also schob ich alle Bedenken von mir.

Die Tests, die ich deswegen durchführen ließ, dauerten gefühlt ewig. Ein erster Atemtest ergab nichts, genauso wenig wie die Blutuntersuchung, die daraufhin erfolgte. Alle Ergebnisse waren negativ. Es gab keinerlei Anzeichen, dass ich die Milchprodukte nicht vertrug. Und so war ich alles in allem schnell wieder recht entspannt. Ich war zu der Zeit in der Form meines Lebens – das dachte ich zumindest. Ich war stark, hatte unendlich viel Ausdauer, meine Muskeln konnten sich sehen lassen – genauso wie mein Oberkörper. Außerdem war ich frisch gebackener Polizist, mein Traumberuf, und hatte eine hübsche Freundin. Was sollte ich also schon ernsthaft haben? Die Ärzte, die ich aufsuchte, sahen es genauso …

COLITIS ULCEROSA

Was ist das für eine Krankheit, wodurch wird sie verursacht und wie macht sie sich bemerkbar? Was hat es mit den berüchtigten Schüben auf sich und wie steht die Prognose auf Heilung?

Die Colitis ulcerosa ist eine chronische Entzündung der Schleimhaut des Dickdarms, worauf bereits ihr Name hindeutet: »Colitis« bedeutet »Entzündung des Dickdarms« und »ulcerosa«, dass die Schleimhaut von einem tiefliegenden entzündlichen Substanzverlust betroffen ist. »Chronisch« heißt, die Beschwerden sind langfristig – in Abgrenzung zum kurzfristigen Durchfall, etwa bei einer Reisediarrhö oder einem Magen-Darm-Infekt. Medizinisch handelt es sich bei der Colitis ulcerosa um eine lebenslange Erkrankung, da ursächlich eine erbliche Komponente besteht.

Auffällig wird die Colitis ulcerosa in den meisten Fällen über die Hauptsymptome: Durchfall mit Blut- und Schleimbeimengungen, erhöhte Stuhlfrequenz und Bauchschmerzen. Der Weg führt in der Regel erst einmal zum Hausarzt, wo die Diagnose mithilfe von Blutentnahme, Stuhldiagnostik und Darmspiegelung meistens rasch gestellt werden kann (siehe Seite 46 ff.). Zu Verzögerungen in der Diagnostik kommt es allenfalls dann, wenn die Darmspiegelung zu lange herausgezögert wird.

Die Krankheit kommt weltweit vor, allerdings findet sie sich etwas häufiger in Ländern mit westlichem Lebensstil, vermutlich weil auch Faktoren wie Hygienestandards und Mikrobiom Einfluss auf die Entstehung haben. Betroffen sind Menschen aller Altersgruppen, allerdings tritt die Colitis ulcerosa selten vor dem zehnten Lebensjahr auf. Am häufigsten kommt die Krankheit in der dritten bis vierten Lebensdekade vor, nur in sehr seltenen Fällen treten Erstmanifestationen erst im hohen Alter auf. Männer und Frauen sind gleichermaßen betroffen.

Wie entsteht die Colitis ulcerosa?
Bei der Colitis ulcerosa handelt es sich um ein multifaktorielles Geschehen, das neben genetischen Aspekten und Veränderungen der angeborenen Immunität durch Umwelteinflüsse, Ernährungsfaktoren, Defekte an der Darmbarriere und Veränderungen der Zusammensetzung der Darmflora verursacht wird. Bei den Umweltfaktoren stellt Rauchen interessanterweise einen schützenden (protektiven) Punkt dar. Dennoch wird aufgrund der schwerwiegenden Komplikationen durch Rauchen dringend von diesem abgeraten.

Eine zu ausgeprägte Hygiene, vor allem in der Kindheit, kann ebenfalls negative Effekte auf die Entstehung von chronisch-entzündlichen Darmerkrankungen haben, vermutlich weil das angeborene Immunsystem bei fehlenden Magen-Darm-Infekten nicht ausreichend trainiert wird und daher später zu Erkrankungen neigt. Die Gabe von Antibiotika in der Kindheit hat auf die Colitis ulcerosa hingegen keinen Einfluss. Auch der Gebrauch von empfängnisverhütenden Mitteln (Kontrazeptiva) erhöht das Risiko für eine Colitis ulcerosa, wohingegen Gestilltwerden, vermutlich aufgrund der günstigen Effekte des Stillens auf die Darmflora, das spätere Colitis-ulcerosa-Risiko reduziert. Stillen ist sogar der einzige wissenschaftlich belegte Faktor, der vor chronisch entzündlichen Darmerkrankungen schützen kann. Diesen Schutz sollten Sie Ihren Kindern nicht vorenthalten. Sport und physische Aktivität reduzieren das Risiko für diese Krankheit ebenfalls. Ernährungsfaktoren wie zuckerreiche Kost wirken sich hingegen ungünstig aus. Alles in allem ist der eigene, also »selbstverschuldete« Anteil an der Entstehung einer Colitis ulcerosa jedoch als sehr gering anzusehen.

Mikrobiomfaktoren

Das gastrointestinale Mikrobiom (oder nach aktueller Nomenklatur die gastrointestinale Mikrobiota), also die Gesamtheit der Mikroorganismen (Mikroben) im Magen-Darm-Trakt, hat großen Einfluss auf die Krankheitsentstehung, den Krankheitsverlauf und die Heilung. Dies ist in präklinischen Studien sehr gut belegt. Insbesondere die Diversität der Darmflora, also die Vielfältigkeit der Mikroben und deren Funktionen, scheint den bedeutendsten Faktor darzustellen. Gerade diese als Eubiose bezeichnete Vielfältigkeit ist bei Colitis ulcerosa vermindert. Diese ungünstig verminderte Artenreichhaltigkeit wird als Dysbiose bezeichnet.

Aufgrund der Komplexität der Darmflora ist aktuell noch nicht ausreichend erforscht, welche Zusammensetzung der Mikrobenwelt im Darm als generell günstig und welche Zusammensetzung als generell ungünstig bezeichnet werden kann.

Spannend ist im Zusammenhang mit dem Mikrobiom auch, dass bei der Colitis ulcerosa im Rahmen der angeborenen Immunität vor allem die Bildung und die Funktion von Darm-Defensinen stark reduziert ist. Defensine sind vom Körper produzierte, lokal freigesetzte antimikrobiell wirksame Substanzen mit einer sehr breiten Aktivität gegenüber schädigenden Bakterien, Pilzen und Viren. Die wissenschaftliche Lücke zwischen Colitis-ulcerosa-Entstehung, Stellenwert des Darmmikrobioms und Stellenwert der körpereigenen Abwehr könnte genau durch diese Defensine gefüllt werden.

Der angeborenen Immunität steht die im Laufe des Lebens erworbene Immunität gegenüber. Die Immunität erlernt lebenslang anhand von gastrointestinalen Infekten, mit Schädlingen umzugehen, und beinhaltet eine zelluläre Komponente mit verschiedenen Abwehrzellen und eine Produktion von entzündungsregulierenden Botenstoffen, den Zytokinen. Gerade im Bereich dieser zellulären Abwehrvorgänge und der Zytokinproduktion setzen viele der modernen biologischen Wirkstoffe der Colitis-ulcerosa-Therapie an.

Bei der Colitis ulcerosa finden all diese Entzündungs- und Abwehrvorgänge im Wesentlichen an der Darmbarriere statt, weshalb die Therapie hauptsächlich an der Stärkung der vier funktionellen Schichten der Darmbarriere ansetzt. Diese Schichten sind die mikrobielle Barriere (Darmflora), die physikalische Barriere (Schleimschicht), die mechanische Barriere (Darmschleimhautepithelzellen) und die immunologische Barriere (Bindegewebsschicht mit Abwehrzellen und Blutgefäßen).

Befallsmuster und Schwere

Interessanterweise beginnt die Colitis ulcerosa immer am Ende des Darms, also am Analring, und breitet sich erst dann individuell unterschiedlich auf den weiter oberhalb davon liegenden Dickdarm aus. Je nach Ausdehnung spricht man im folgenden Verlauf von einer:

- Proktitis ulcerosa, wenn nur der Enddarm betroffen ist,
- Proktosigmoiditis, wenn der Enddarm und der letzte Abschnitt des Dickdarms (Sigmadarm) betroffen sind,

- Linksseitenkolitis, wenn die gesamte linke Hälfte des Dickdarms betroffen ist oder
- Pankolitis, wenn der gesamte Dickdarm betroffen ist.
- Zusätzlich zur Pankolitis kann in Einzelfällen die Entzündung auch ein bisschen in den letzten Teil des Dünndarms übergreifen. In diesem Fall spricht man medizinisch von einer »Backwash Ileitis«.

Andere Abschnitte des Magen-Darm-Trakts wie der obere Teil des Dünndarms, der Magen oder die Speiseröhre sind bei der Colitis ulcerosa nie betroffen. Jedoch können im Sinne einer systemischen beziehungsweise körperlichen Mitreaktion entzündliche Aktivitäten in den Körper getragen werden. Daher kommt es vor allem bei schwereren Verläufen auch zu extraintestinalen Symptomen. Hier stehen oftmals Symptome an Gelenken oder an der Haut im Vordergrund.

Bei der Großzahl der Patienten sind End- und Sigmadarm von Colitis ulcerosa betroffen, bei einem kleineren Teil der linke Darm und bei einem noch kleineren der gesamte Dickdarm. Immer aber ist das Symptommuster sehr darmbezogen und geprägt von Bauchschmerzen und -krämpfen, (schleimigem) Durchfall, Stuhldrang, imperativen Entleerungen und Blutbeimengungen im Stuhl. Sind nur Enddarm und Sigmadarm erkrankt (distaler Befall) können auch Verstopfung mit schleimig-blutigen Entleerungen sowie eine erhöhte Stuhlgangfrequenz bestehen.

Je nach Schweregrad können bis zu 20 blutig-schleimige Durchfälle am Tag auftreten. Bei schwereren und ausgeprägteren Krankheitsverläufen kommen extraintestinale Symptome wie Blutarmut, Gelenkbeschwerden, Gewichtsverlust, Fieber, Hautbeteiligung oder Augenbeteiligung hinzu.

Krankheitsverlauf

Von der Krankheitsaktivität werden je nach körperlichen Symptomen und endoskopischen Befunden, also der Bewertung der Entzündung während einer Darmspiegelung, ein milder, ein moderater, ein schwerer oder ein fulminanter Verlauf unterschieden. Unabhängig vom aktuellen Schweregrad ist die Colitis ulcerosa jedoch eine schubweise verlaufende Erkrankung, wobei die einzelnen Krankheitsschübe Wochen bis Monate andauern können, dann aber wieder von Phasen niedriger oder fehlender Aktivität abgelöst werden. Diese entzündungsarme Phase wird medizinisch Remissionsphase, also Phase nachlassender Beschwerden, genannt.

Die individuellen Verlaufsformen sind ausgesprochen variabel. Es können einzelne oder mehrere Schübe auftreten, die mitunter auch unmittelbar ineinander übergehen. Die Schwere der Schübe hat oft mit der Ausbreitung im Darm zu tun. Eine Proktitis etwa ist nur sehr selten mit schweren Erstmanifestationen verbunden, wohingegen eine Pankolitis sehr oft mit sehr schweren Schüben auch schon zu Beginn der Erkrankung einhergeht.

Die Krankheitsaktivität wird basierend auf Stuhlfrequenz und Schwere des Durchfalls, Laborwertveränderungen und extraintestinalen Symptomen eingeteilt:

- Milde Verlaufsform bezeichnet eine Stuhlfrequenz von weniger als vier Stuhlgängen am Tag, im Wesentlichen normale Laborwerte und keine extraintestinalen Symptome.
- Moderate Verlaufsform bezeichnet mehr als vier breiig-flüssige, blutige Stuhlgänge pro Tag, eine milde Anämie und allenfalls minimale Zeichen extraintestinaler Symptome.
- Als schwere Verlaufsform werden mehr als sechs flüssig-blutige Stuhlgänge am Tag, schwere darmbezogene Be-

schwerden und zusätzliche körperliche Beschwerden wie Fieber (Körpertemperatur ≥ 37,5°), Herzrasen (Herzfrequenz > 90 Schläge pro Minute), Anämie (Hämoglobin > 10,5 g/dl) und erhöhte Entzündungswerte im Blut (Blutsenkungsrate/BSG und CRP). Bei der schweren Verlaufsform kommt es auch zu Gewichtsverlust.

Aufgrund moderner Therapiemöglichkeiten sind sehr schwere, unbeherrschbare Verläufe selten geworden. Unter Medikation bestehen, wenn es gut läuft, lange Phasen der Symptomfreiheit (Remissionen), die von kleineren Schüben unterbrochen werden.

Am häufigsten ist die rezidivierende Verlaufsform, bei denen einzelne, klar abgrenzbare Schübe von etwa vier bis zwölf Wochen Dauer auftreten. Zwischen diesen Schüben kommt es zu Remissionsphasen, die wenige Wochen bis zu vielen Jahren andauern können. Die rezidivierende Verlaufsform tritt bei ca. 50 bis 80 Prozent der Erkrankten auf.

Die zweithäufigste Verlaufsform ist die Kortison-refraktäre oder Kortison-abhängige Verlaufsform. Hier kann der entzündliche Schub trotz einer intensiven Therapie mit Kortisonpräparaten nicht zeitnah (vier bis acht Wochen) beziehungsweise nicht ausreichend unter Kontrolle gebracht werden. Diese Verlaufsform tritt bei 15 bis 30 Prozent der Betroffenen auf.

Deutlich seltener ist die fulminante, also die akute, sehr schwere Verlaufsform, bei der aus völliger Gesundheit heraus oder bei bereits bekannter Colitis ein plötzlicher schwerer Schub auftritt, der mit Medikamenten nicht oder nur sehr schwer unter Kontrolle gebracht werden kann. Diese fulminante Verlaufsform ist dann häufig von Komplikationen begleitet. Die fulminante Verlaufsform tritt bei ca. fünf Prozent der Patienten auf.

Eine Verlaufsform nur mit einem, dann meist milden Krankheitsschub ist ausgesprochen selten und betrifft bestenfalls ein Prozent der an Colitis ulcerosa Erkrankten.

Die Colitis ulcerosa ist im Prinzip eine lebenslange Erkrankung. Der langfristige Verlauf der Erkrankung wird beeinflusst durch das Alter bei der Erstdiagnose, die Ausprägung der Darmwandentzündung, Zigarettenkonsum, Komplikationen im Verlauf und die mit Medikamenten erreichte Entzündungskontrolle (Schleimhautheilung/»mucosal healing«). Vor allem die Faktoren Zigarettenkonsum und regelmäßige Medikamenteneinnahme unterliegen der eigenen Mitarbeit.

Prognose

Obwohl die Colitis ulcerosa eine chronische Erkrankung ist, ist sie aufgrund der medikamentösen Entwicklungen der letzten Jahre und der dadurch deutlich besseren medizinischen Versorgung zu einer Erkrankung geworden, die medizinisch in den meisten Fällen sehr gut kontrolliert werden kann. Noch vor rund 20 Jahren war es üblich, dass bei einem Drittel der Patienten mit einer Pankolitis innerhalb des ersten Jahres der ganze Dickdarm entfernt wurde. Heute ist diese Operation nur noch selten notwendig. Wichtig ist in diesem Zusammenhang aber auch, dass die fortschrittlichen medikamentösen Maßnahmen konsequent und langfristig durchgeführt werden sollten, denn ohne sie kann es zu schwerwiegenden Verläufen kommen. Diese treten heutzutage zum Glück eigentlich nur noch selten auf. Ebenso ist die krankheitsbedingte Sterblichkeit, die im Zeitalter vor der Kortisontherapie im schweren Schub noch bei 30 Prozent lag, auf Werte deutlich unter einem Prozent zurückgegangen. Ebenso lässt sich heutzutage eine deutlich messbare Verkürzung der Lebenserwartung nicht mehr nachweisen – ein großartiger Erfolg der modernen medizinischen Maßnahmen.

GEPLATZTE TRÄUME

So lange ich denken kann, wollte ich zur Polizei. Aber dann musste ich feststellen, dass alles ganz anders war, als ich mir es vorgestellt hatte …

Ich hatte meine Ausbildung zum Polizeimeister bestanden und wurde direkt nach Saarbrücken versetzt. Für mich brach damit eine kleine Welt zusammen. Ich hatte gedacht, ich würde endlich wieder nicht weit der Heimat eingesetzt und könnte näher bei meiner Familie leben. Das hatte man mir zumindest zugesichert, als ich ganz am Anfang der Ausbildung gefragt hatte, ob ich später aus Bayern wieder zurück nach Brandenburg oder zumindest in die Nähe könnte. »Klar«, sagte der Einstellungsberater, »in Berlin werden immer Leute gesucht.«

Zweieinhalb Jahre später sah das plötzlich anders aus. Die politische Lage im Bundesgebiet hatte sich verändert. Und mittlerweile würden vermehrt Leute im Süden des Landes gebraucht, weil dort ein Riesenpersonalmangel herrschte, erzählte man uns. Für mich war das ein Schlag ins Gesicht. Was sollte ich nur machen? Ich hatte die ganze Zeit gedacht, dass ich nur meine Ausbildung überbrücken müsste, bis ich wieder »nach Hause« konnte. Nur deswegen hatte ich die Trennung von meiner Familie und die Fernbeziehung mit meiner damaligen Freundin überhaupt ausgehalten. Und jetzt sollte ich noch weiter von ihnen weg?

Ich hatte die Wahl zwischen verschiedenen Stellen in verschiedenen Städten. Die nördlichste davon war Frankfurt am Main. Aber eine Stelle am Flughafen kam für mich nicht in Frage. Die-

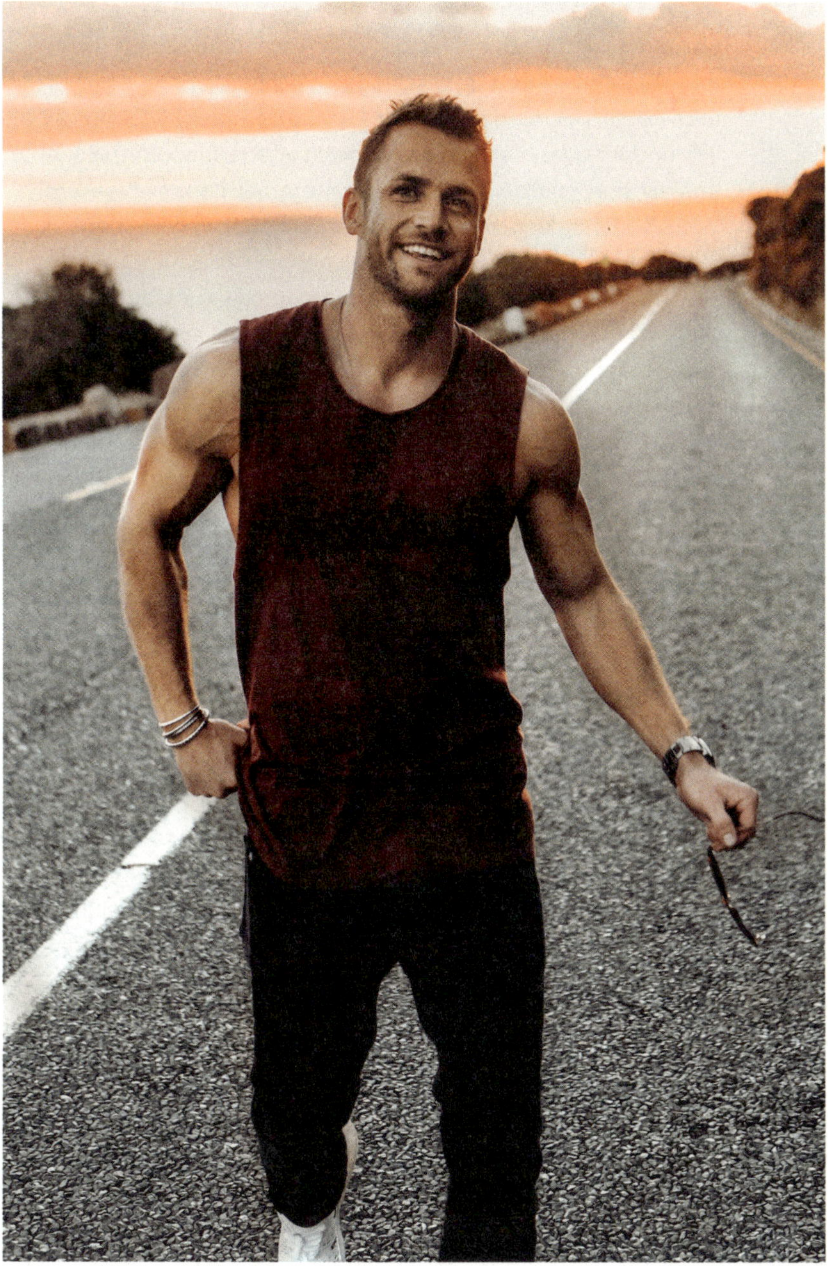

se Arbeit hatte mich schon im Praktikum tierisch genervt. Dort war es mir viel zu ruhig. Das war eher was für die älteren Beamten, die eine ruhige Kugel schieben wollen. Also entschied ich mich schließlich für Saarbrücken. Immerhin musste ich so nicht in München oder Frankfurt am Airport versauern, sondern konnte aktiv sein, mit dem Auto im Grenzgebiet herumfahren und intensive Fahndung betreiben. Trotzdem blieb die Entfernung. 800 Kilometer! Ich habe zu diesem Zeitpunkt ernsthaft überlegt, alles hinzuschmeißen und zu kündigen. Jetzt erst wurde mir klar, was es bedeutet, ein BUNDESpolizist zu sein. Du unterschreibst damit, dass du deutschlandweit eingesetzt werden kannst und nicht wie die Landespolizisten in deinem jeweiligen Bundesland bleibst. Es war einfach frustrierend! Da schaffst du die Ausbildung und hast den Beruf, den du immer wolltest, den Beruf, der deine Eltern stolz macht. Aber hatte ich damit alles erreicht, was ich zu dem Zeitpunkt wollte? Nein! Meine Eltern ließen sich scheiden und ich wurde noch weiter von meinen Lieben weg versetzt. Das zog mich extrem runter. Nach vielen endlos langen Gesprächen mit meinen Eltern entschied ich mich dann jedoch, erst mal dabeizubleiben. »Hallo, es ist immerhin mein Traumberuf«, dachte ich.

»ENDSTATION« SAARBRÜCKEN

Ich zog nach Saarbrücken und meine damalige Freundin zog sogar mit. Im Nachhinein hat sich das als Riesenfehler erwiesen. Aber sie setzte mir mehr oder wenige das Messer auf die Brust: »Entweder ich komme mit, oder es ist aus!« Wir waren zu diesem Zeitpunkt erst ein paar Monate zusammen. Mein Kopf sagte mir zwar: »Hey, das ist viel zu früh«. Aber mein Bauch konterte: »Du liebst sie, klar nimmst du sie mit.«

Tatsächlich lief in Saarbrücken auch erst mal alles ganz gut. Im Dienst war ich zwar mit Abstand der Jüngste, aber die Arbeit vor Ort war mega. Ich lernte so viel, das war echt der Wahnsinn. Meine Kollegen aus der Ausbildung, die mich vorher noch ausgelacht hatten, weil ich nach Saarbrücken sollte, wo ja nichts los wäre, waren schnell ruhig und sogar ziemlich neidisch, wenn wir uns ab und zu schrieben und ich von meinen Einsätzen berichtete.

Saarbrücken, die saarländische Landeshauptstadt, ist nämlich zwar wirklich sehr schön und hat durchaus ihren Charme, aber aus polizeilicher Sicht, ist ganz Saarbrücken ein einziger Puff und eine Riesenspielothek. In Frankreich waren Glücksspiel und Prostitution verboten. Also kamen viele einfach schnell über die Grenze, um hier am Wochenende mal richtig auf die Kacke zu hauen und die Sau rauszulassen. Und weil die Stadt im 30-Kilometer-Bereich von der deutschen Außengrenze liegt, hat die Bundespolizist die volle Zuständigkeit. Dementsprechend viel hatten wir zu tun.

Privat lief es weniger gut. Ich fühlte mich nicht richtig heimisch und es fiel mir schwer, neue Freunde zu finden. Und als dann noch meine Beziehung zerbrach und meine Freundin zurück in die Heimat zog, war ich plötzlich komplett allein. Weil mich nichts mehr zu Hause hielt, stürzte ich mich immer öfter ins Nachtleben und lernte dadurch plötzlich viele Leute kennen. Ich fand auch ein Fitnessstudio und begann wieder regelmäßig zu trainieren. Aber all das machte mich nicht glücklicher. Mir fehlte einfach etwas. Ich fühlte mich nicht am richtigen Platz.

Die neue Dienststelle und die Arbeit dort wurden mir zwar langsam immer vertrauter. Ich war jung und euphorisch und daher hatte ich auch im Polizeidienst einige große Erfolge. Innerhalb weniger Monate wurde ich zweimal für eine Leistungsprämie empfohlen. Die bekommen Polizisten nur, wenn sie außerordentliche Leistungen erbracht haben. Es lief also insgesamt alles recht gut. Aber irgendwas fehlte. Meine Kollegen hatten fast alle eine feste Beziehung, viele sogar schon Kinder. So weit war ich noch nicht. Meine Sturm- und Drangzeit war intensiv und lang. Und ich wollte irgendwie einfach mehr vom Leben …

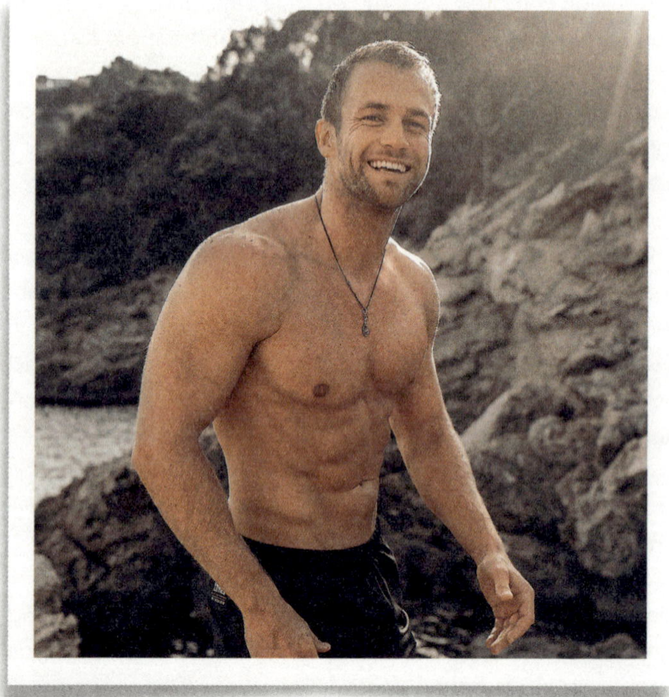

Ich erkundigte mich, was ich tun könnte, um wieder nach Hause oder zumindest nach Berlin zu kommen. Schnell stand fest, dass dies nur über eine Spezialeinheit bei der Bundespolizei möglich war. Als »normaler« Bundespolizist kannst du dir deinen Einsatzort dagegen nicht einfach so aussuchen, sondern wirst dort eingesetzt, wo gerade Not am Mann ist. Bei den Spezialeinheiten ist das anders, die haben in Sachen Dienstort gewissermaßen einen Bonus. Also bewarb ich mich einfach »zu Hause« in Berlin auf eine Stelle bei der MKÜ, der Mobilen Kontroll- und Überwachungseinheit.

Die MKÜ war ursprünglich mal gegen Hooligankriminalität gegründet worden, weil der normale Streifendienst dort nicht weiterkam. Sie hat mehr Manpower und eine bessere Ausrüstung. Mittlerweile aber macht die Truppe so ziemlich alles: Antiterror, Schutz von Bundesorganen, Unterstützung anderer Bundesländer, auch noch Fußball. Die MKÜ ist ein bisschen das Mädchen für alles, wenn es irgendwo brennt. Manchmal arbeitet sie auch mit der GSG 9 zusammen. Das hat mir imponiert, da wollte ich auch hin. Ich wollte einfach mehr bewegen, als ich es bisher konnte.

Es gab nämlich auch noch einen ganz anderen Grund für meine Unzufriedenheit und der hatte weder mit Saarbrücken noch mit Berlin zu tun: Für mich war das Leben, seit ich denken kann, immer eine Art Challenge. Ich wollte schon immer zeigen, dass ich nicht der stinknormale Typ war, sondern vor allem körperlich mehr konnte. Das ist bei der Polizei insoweit aufgegangen, als dass man mich zum Beispiel zu polizeiinternen Bankdrückmeisterschaften geschickt hat, wo ich mich mit Kollegen aus der ganzen Republik an den Gewichten messen musste. Deutschlandweit habe ich damals den dritten Platz belegt. Auf der anderen Seite habe ich mich im normalen Polizeidienst unterfordert gefühlt. »In einer Spezialeinheit wärst du sicher besser aufgehoben«, dachte ich.

WAR'S DAS WIRKLICH SCHON?

Mein Job bei der Polizei machte mich immer unzufriedener. Und so fing ich an, meine Fühler auszustrecken, was sonst noch so ging …

Weil mich mein Beruf nicht ausfüllte, versuchte ich mich, so gut es ging, abzulenken – und irgendwann tauchte plötzlich ein alter Wunsch auf, an den ich lange nicht mehr gedacht hatte: Ich träumte davon, erfolgreich und begehrt zu sein, auf der Bühne zu stehen, wo sich alle Blicke auf mich richteten.

An meinem Gymnasium zu Hause in Bad Freienwalde gab es einen Kurs, der sich »Darstellen und Gestalten« nannte. Das interessierte mich, denn ich war neugierig, wie es wohl wäre, im Rampenlicht zu stehen. Allerdings war es unter den »coolen« Schülern nicht gerade angesagt, sich in dieser AG einzuschreiben. Das war eher was für die Nerds, für die, die immer mit einem Buch vor der Nase herumliefen. Wir dagegen waren die, die in der Schule nicht noch unbedingt etwas extra gemacht haben. Außerdem gab es noch ein kleines Manko: In dem ganzen Kurs waren 19 Mädels und nur ein einziger Junge – und der war nicht ich. Nichtsdestotrotz hat es mich super fasziniert und deshalb bin ich zu jeder Aufführung gegangen. Ich war ein stiller Zuhörer, der nicht zugeben wollte, dass er das, was da auf und hinter der Bühne passierte, total spannend fand.

Wenig später habe ich sogar ganz kurz mal davon geträumt, Schauspieler zu werden. Aber ich bin ja in einer ganz normalen, bodenständigen und auch relativ konservativen Familie aufgewachsen. Meine Mutter hat mich zwar schon immer in allem unterstützt. Aber mein Vater ließ sich durch nichts weichklopfen. Das habe ich auch gemerkt, als später die ganze Social-Media-Sache anfing. Meine Mutter hat damals nie groß gezweifelt, sondern immer gedacht: »Der Philipp wird das schon machen.« Mein Vater dagegen hat ganz schön damit zu tun gehabt. Er war echt lange der Meinung, dass die ganze Schauspielerei und so keine Zukunft hätte.

Auf jeden Fall war das Thema Schauspielerei damals sehr schnell vom Tisch, als mich mein Papa jeden Tag zum Praktikum beim Bundesgrenzschutz gefahren hat. Er war stolz wie Bolle auf seinen Sohn und hat immer wieder betont, wie wichtig das wäre, dass ich was Solides mache, das auch wirklich Sicherheit gibt. Aber auch wenn das Thema damit faktisch erst mal vom Tisch war: Aus meinem Kopf war es nicht. Und in Saarbrücken, wohin es mich nach meiner Ausbildung verschlagen hatte und wo ich seit der Trennung von meiner damaligen Freundin das erste Mal so richtig auf eigenen Füßen stand, keimte der Gedanke daran dann irgendwann wieder auf.

Es hatte mich wirklich hart getroffen: Mir war nach den drei Jahren in Franken und nach der ganzen Sache mit der Scheidung meiner Eltern ein riesengroßer Stein vom Herzen gefallen, als ich mit der Ausbildung fertig war. Aber als ich dann erfuhr, welche Verwendung man für mich vorgesehen hatte, war ich komplett fertig. »Das gibt es doch nicht«, dachte ich. »Da kannst du endlich weg von hier und jetzt sollst du wieder irgendwo am Arsch arbeiten?

In der Phase war ich sehr zerbrechlich. Ich dachte ernsthaft daran, zu kündigen, und fragte mich immer öfter: »Ist das wirklich das, nach dem du jahrelang gestrebt hast, schon als Kind und Jugendlicher?« Dabei wollte ich doch immer Polizist werden. Aber ich hatte mir das Ganze komplett anders vorgestellt. Ich

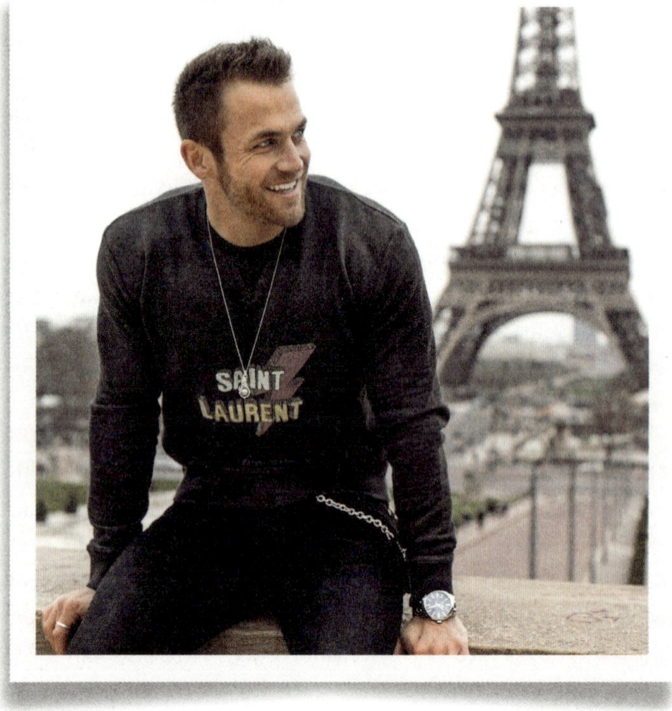
SAINT
LAURENT

dachte, dass ich dann jeden Tag Action hätte, dass ich sportlich gefordert würde und eine Respektsperson wäre. Aber ich hatte in meinen Einheiten nie die Chance, das so umzusetzen.

Auf der anderen Seite waren da meine Eltern, die todunglücklich gewesen wären, wenn ich jetzt einfach alles hingeworfen hätte. Vor allem mein Vater war unglaublich stolz auf mich und hat das bei jeder Familienfeier laut verkündet. Ich habe wirklich mit mir gehadert. Das hat natürlich meine Kündigung nicht einfacher gemacht.

ERSTE CASTINGS

Irgendwann dachte ich mir: »Hey, wenn ich hier nicht mit der Polizei wegkomme, dann muss ich mich zumindest ablenken oder vielleicht sogar einfach ohne die Polizei weg.«

Ich hatte im Fernsehen einen Castingaufruf für die Fernsehserie »Berlin – Tag & Nacht« gesehen, die damals gerade angelaufen war. »Bewirb dich jetzt, wenn du Teil der Serie in Berlin werden willst«, hieß es dort. Bämm! »Das ist ein Ticket«, dachte ich. »So kannst du zurück in die Heimat. Wenn auch auf anderem Weg.«

Als kurz darauf tatsächlich ein Casting in Saarbrücken stattfand, bin ich einfach hingegangen. In einem Riesensaal mit lauter anderen Bewerbern hat man mir ein Blatt mit einem Text in die Hand gedrückt, den ich auswendig lernen und eine halbe Stunde später vorspielen sollte.

Eine Rolle hat man mir damals zwar nicht sofort angeboten. Aber ich bekam das Feedback, dass man mich gut fand, man mich in der Kartei speichern und sich melden würde, wenn wieder was wäre. So kam der Stein ins Rollen … Tatsächlich hatten sie mich nach diesem Tag auf dem Schirm. Erste TV-Anfragen für kleine Rollen kamen ins Haus geflattert. Ich fuhr also zweigleisig: Auf der einen Seite machte ich meinen Dienst gut, war erfolgreich und wurde bei meinen Kollegen immer beliebter. Auf der anderen Seite schauspielte ich immer öfter und wurde dabei immer ehrgeiziger. Ich wollte zeigen, dass ich vor die Kamera gehöre. Ich bewarb mich auf eigene Faust bei immer mehr Castings. Suchte Produktionsfirmen im Internet und bewarb mich für deren Karteien.

Weil ich, wie man mir immer wieder sagte, ein telegenes Gesicht hätte und bei den Zuschauern gut ankäme, zog ich regelmäßig kleine Rollen an Land – und stieß somit recht schnell an meine Grenzen. Um nebenher als Schauspieler arbeiten zu können, musste ich bei der Polizei nämlich erst mal einen Antrag auf Genehmigung einer Nebentätigkeit stellen. Gesagt getan!

Mein Antrag ging reibungslos durch – und damit war ich berechtigt, nebenbei als Komparse oder Schauspieler zu arbeiten. Wobei das toller klingt, als es war. Man hat mir nämlich gerade mal gewährt, 300 Euro im Monat dazuzuverdienen. Bei dieser Summe blieb mein Einsatz verständlicherweise sehr überschaubar und viel Spielraum für Kreativität gab es auch nicht. Aber ich stand ja erst ganz am Anfang. Vermutlich hätte ich zu der Zeit ohnehin sogar umsonst gearbeitet, einfach um Erfahrung zu sammeln und unter Leuten aus der Branche zu sein. Denn Schauspielen war, wie gesagt, ein Traum, der schon lange tief in mir schlummerte.

Für eine kleine Sprechrolle bekam ich damals eine Vergütung von 100 oder 150 Euro. Das war natürlich eigentlich gar nichts im Vergleich zu dem ganzen Aufwand, der damit verbunden war. Trotzdem war ich mit zwei Rollen, was das Finanzielle anging, für den Monat durch – und das war natürlich total unbefriedigend. Also stellte ich gleich noch mal einen Antrag, dass ich mehr dazu verdienen wollte als die genehmigten 300 Euro. Er wurde wieder genehmigt: Ab da durfte ich für 500 Euro im Monat drehen. Fürs Erste war ich zufrieden …

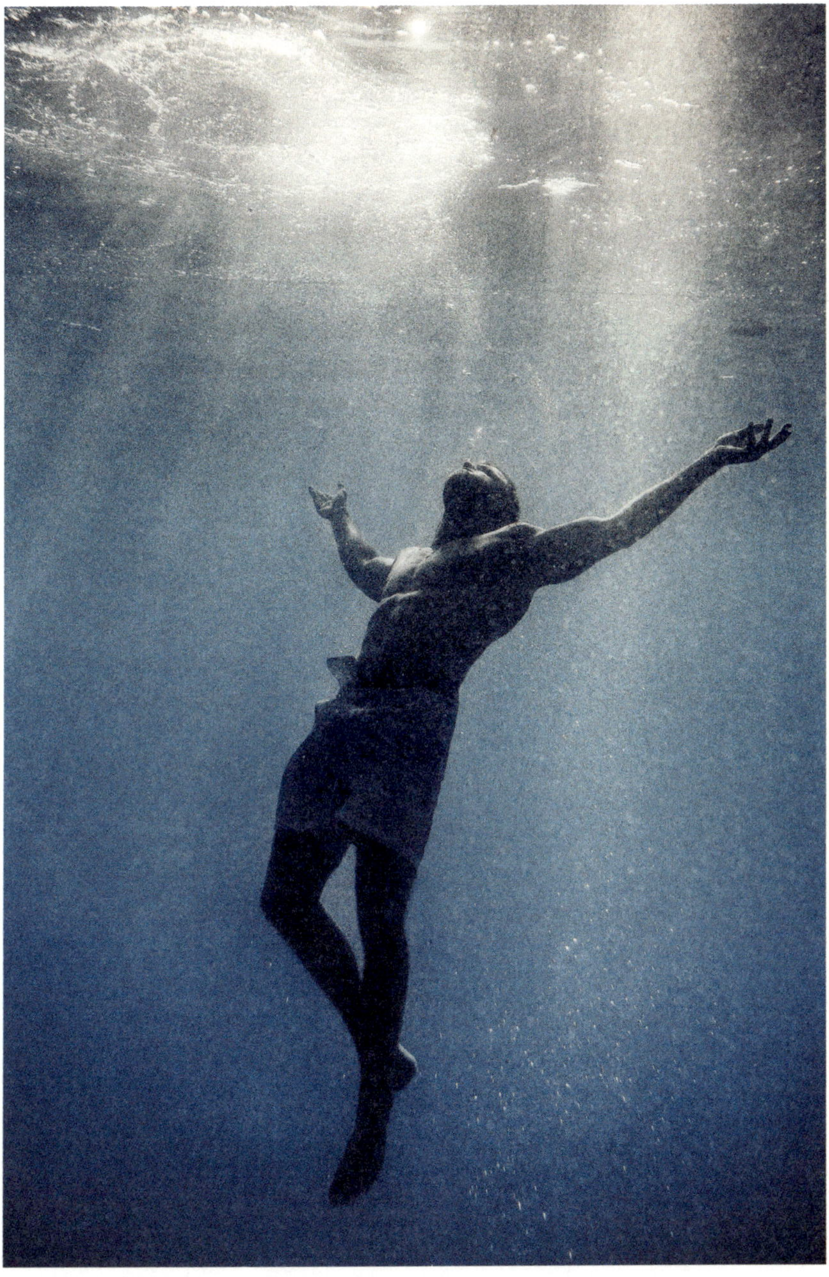

ENDLICH EINE DIAGNOSE

Aber hey, da war doch noch was. Richtig, mein Darm! Am Anfang kamen die Beschwerden sehr unregelmäßig. Mal hatte ich, wie ich später lernte, einen sogenannten Schub, während dem es mir unglaublich mies ging. Aber dann war es auch wieder lange Zeit erträglich und zwischendurch waren die Beschwerden dann immer wieder komplett weg. Dass genau das das Tückische an dieser Krankheit ist, habe ich allerdings auch erst später erfahren.

In Saarbrücken fand ich immerhin einen Arzt, der nicht gleich abwinkte und sagte: »Was sollen Sie schon haben? Sie sind doch stark und jung.« Dieser Gastroenterologe, so nennt man die medizinischen Spezialisten für den Magen-Darm-Trakt, riet mir, eine Darmspiegelung durchführen zu lassen – es sollte die erste von unzähligen weiteren werden, was ich damals aber noch nicht wusste. Anders als mit so einer Innenschau des Darms kann sich ein Arzt schließlich gar keinen Überblick verschaffen. Ich kann aus eigener Erfahrung nur raten: Sei nicht ängstlich, wenn du Probleme hast. Du schläfst während der Untersuchung eh. Und wenn du wieder wach bist, ist alles schon vorbei und der Arzt schildert dir den Befund. Ist also kein Ding.

Mein Befund sah wie folgt aus: kleine unregelmäßige Rötungen an der Darmschleimhaut des Dickdarms. »Ein ganz typisches Bild für eine Colitis ulcerosa im Anfangsstadium«, schob der Arzt noch hinterher. Die roten Stellen wären Entzündungen. Ich fragte, woher sie kämen und was ich anders machen könnte, um wieder beschwerdefrei zu sein. Das wüsste keiner so genau, lautete die Antwort, aber dass man das gut behandeln könnte. Ich war erleichtert, denn damals vertraute ich jedem Wort eines einzelnen Arztes oder einer einzelnen Ärztin. Nicht dass das heute nicht mehr so ist, aber ich würde mittlerweile niemandem raten, sich nur auf eine Aussage zu verlassen, sondern sich immer verschiedene Meinungen einzuholen. Damals in Saarbrücken aber hörte ich genau das, was ich hören wollte: Du bekommst Medikamente und alles wird wieder gut. Ich beschäftigte mich weder mit der Krankheit noch was die Ursache dafür sein könnte. Ich machte mir auch nicht die Bohne Gedanken darüber, wohin sie führen könnte. Ich war der Meinung, dass ich meinen Teil geleistet hatte: Ich war zum Arzt gegangen, hatte mich untersuchen lassen und wusste jetzt, was mit mir los war und warum ich an bestimmten Tagen Schmerzen und Durchfälle hatte. Damit war das Thema für mich gegessen. Ich nahm meine Medikamente, kleine unscheinbare Kügelchen, die man mit viel Wasser schluckt und die bis in den Dickdarm gelangen, wo sie vor Ort die Entzündungen bekämpfen sollen. Das Medikament, Salofalk, kann dauerhaft eingenommen werden und schien auch zu helfen. Dachte ich zumindest – bis ich vereinzelt immer wieder solche Phasen hatte, in denen sich die Beschwerden enorm verstärkten und es mir eine Weile richtig dreckig ging.

Obwohl ich wusste, dass ich krank war, habe nichts unternommen. In meinem Kopf war einfach der Gedanke: »Ich hab ja alles getan, dann muss ich halt jetzt damit leben.«

Ich habe weder eine andere ärztliche Meinung eingeholt noch mich selbst informiert, um mich mit der Krankheit auseinanderzusetzen geschweige denn überhaupt erst mal zu verstehen, was ich da eigentlich hatte. Heute ist mir das unbegreiflich. Auch wenn ich noch ziemlich am Anfang stand, waren die Beschwerden ja da. Und in unserer Familie gab es durchaus eine genetische Disposition für Darmkrankheiten: Mein Opa ist an Darmkrebs gestorben, mein Onkel hatte auch einen Darmtumor und bei meiner Mutter wurden bereits Polypen im Darm entfernt, um zu verhindern, dass sie sich zu Tumoren auswachsen. Trotzdem habe ich mir erst mal keinen Kopf gemacht. Dass chronische Entzündungen im Darm das Risiko für Darmkrebs ebenfalls erhöhen, wusste ich damals noch nicht.

DIAGNOSE

Welcher Arzt ist der richtige Ansprechpartner, was macht er, um die Krankheit zu bestimmen und welche Diagnoseverfahren kommen zum Einsatz?

Das Erfassen der vollständigen Krankheitsgeschichte (Anamnese) und der Lebensweise (Ernährung, Familienanamnese, Stressanamnese, Umweltbelastungen) sind im Rahmen der Erstdiagnose ebenso wichtig wie zur Verlaufsbeurteilung oder zur Erkennung von Komplikationen sowie zur Prävention. Aus diesem Grund ist für jeden Colitis-ulcerosa-Patienten die regelmäßige Vorstellung bei einem Gastroenterologen unerlässlich (mindestens alle drei Monate).

Die ergänzende Diagnostik wird in initiale Diagnostik und Verlaufsdiagnostik unterteilt:

- Bei der initialen Diagnostik wegweisend sind: Stuhldiagnostik mit Entzündungswerten (Calprotectin oder Laktoferrin), pathologischen Keimen und Clostridium difficile in Kombination mit Blutwerten wie Entzündungswerten (BSG, CRP), großem Blutbild, Leber- und Nierenwerten, Eisen- und Vitaminstatus (Vitamin D, B12 und Folsäure) sowie nach Bedarf die Bestimmung von Makro- und Mikronährstoffen, weiteren Vitaminen und Spurenelementen.

- An bildgebenden Verfahren ist die Darmspiegelung (Ileokoloskopie) erforderlich, um das Ausmaß der Entzündung und der Entzündungsaktivität sowie Komplikationen (zum Beispiel narbige Engstellungen und Pseudopolypen) zu erkennen und um Gewebeproben zur feingeweblichen Aktivitätsbeurteilung zu entnehmen. Die Frage nach Komplikationen kann mithilfe radiologischer Verfahren wie der Computer- oder der Kernspintomographie, in Einzelfällen auch durch eine Barium-Kontrastdarstellung des Dickdarms beantwortet werden.
- Im Rahmen der Verlaufsdiagnostik und intermittierend (also mit Unterbrechungen wiederkehrend) im Rahmen der Schubdiagnostik sind Stuhl- und Laboruntersuchungen ebenso geboten wie eine erneute große Darmspiegelung (Koloskopie), vor allem bei Veränderungen der Symptome oder bei Therapieentscheidungen.

Neben den im Rahmen der Initial- und Verlaufsbeurteilung notwendigen diagnostischen Verfahren können im Rahmen der ergänzenden oder komplikationserkennenden Diagnostik weitere Verfahren wie die sogenannte Kapselendoskopie oder Doppelballonendoskopie des Dünndarms, eine Computer- oder Kernspintomographie des Abdomens sowie eine Doppelkontrastuntersuchung des Dünndarms nach der sogenannten Sellink-Technik erforderlich werden.

Da die Colitis ulcerosa, vor allem die Pancolitis, also die Entzündung des kompletten Dickdarms, ein erhöhtes Risiko für Darmkrebs mit sich bringt, ist ab acht Jahren nach der Erstdiagnose die zweijährige Früherkennungskoloskopie empfohlen. Zur Verlaufskontrolle der entzündlichen Aktivität wird zunehmend auch der Ultraschall der Darmwand mit Messung der Darmwanddurchblutung eingesetzt.

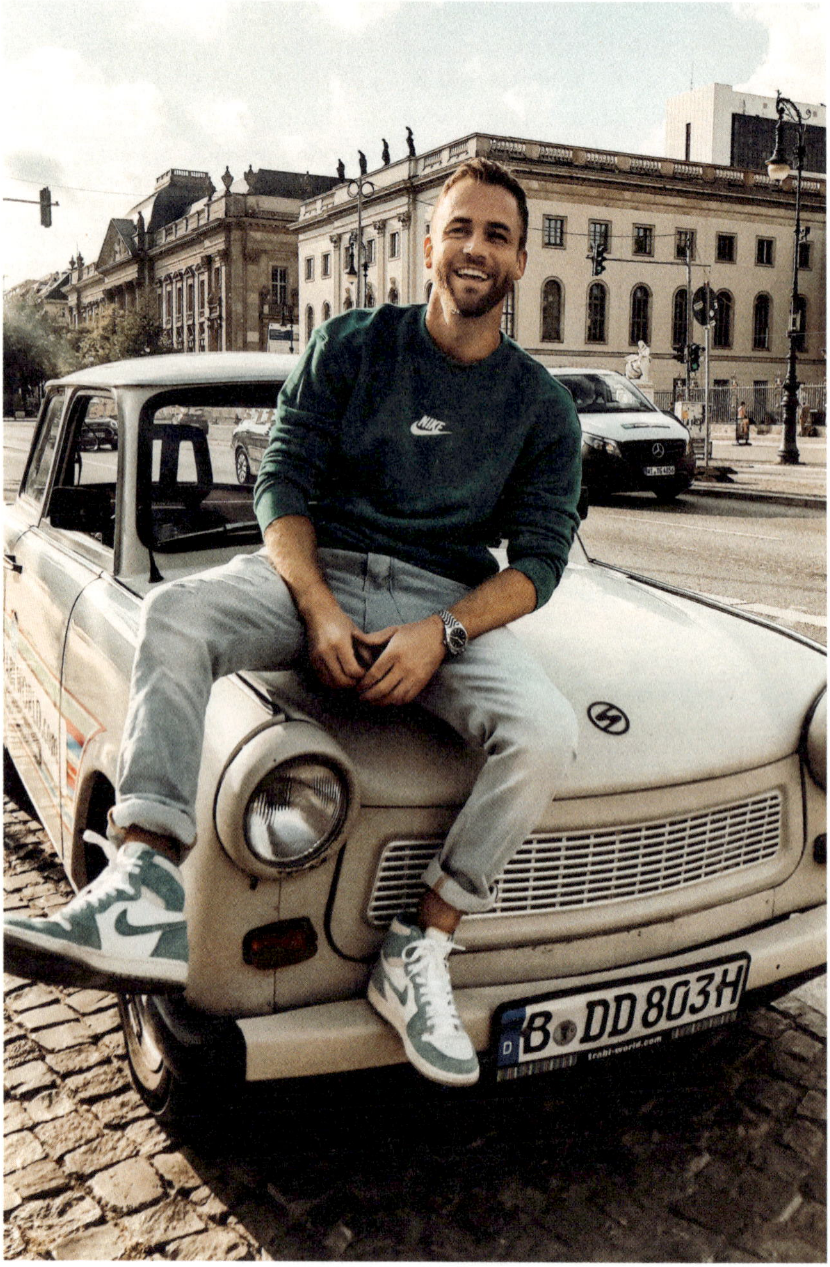
NIKE
B DD 803H

HALLO, BERLIN!

Meine Bewerbung war erfolgreich und ich kam tatsächlich zur MKÜ nach Berlin. Ich war glücklich. Endlich in der Hauptstadt, endlich wieder zu Hause! Ich habe dann auch erst mal weniger gedreht. Zum einen hatte ich ein bisschen den Drive für die kleinen Rollen verloren, die man mir immer wieder anbot. Zum anderen war ich ja jetzt auch so in Berlin. Und so wollte ich mich wieder voll und ganz auf die Polizeiarbeit konzentrieren.

Aber wie es halt so ist, wenn du dich irgendwo neu eingearbeitet und reingefuchst hast: Irgendwann ist es nicht mehr so toll und du suchst neue Herausforderungen. Mein neues Ziel hieß: GSG 9. Die Spezialeinheit der Bundespolizei wurde 1972 nach dem Attentat während der Olympischen Spiele in München gegründet. Die palästinensische Terrorgruppe »Schwarzer September« hatte das Quartier der israelischen Mannschaft gestürmt, zwei Sportler erschossen und neun weitere als Geiseln genommen. Auch diese wurden später getötet. Insgesamt starben bei der gescheiterten Befreiungsaktion 18 Menschen. Was als »Fest des Friedens« in die olympische Geschichte eingehen sollte, endete als Blutbad.

Um für solche Extremfälle zukünftig gerüstet zu sein, brauchte es eine Spezialeinheit, die GSG 9. Einsatzbereich: die Bekämpfung von Gewalt, Terror und Schwerstkriminalität. Die GSG 9 befreite unter anderem erfolgreich die Geiseln, die 1977 mit der Lufthansamaschine »Landshut« entführt worden waren – wieder von palästinensischen Terroristen. Bei dieser Truppe arbeiten bis heute nur die Besten der Besten. Die Härtesten der Härtesten. Wahnsinns-Eignungsauswahlverfahren. 98 Prozent Durchfallquote. Mein Ehrgeiz war geweckt. Ich schickte meine Bewerbung ab …

Obwohl ich generell alles gebe, um meine Ziele zu erreichen, wollte ich mir bei der Durchfallquote aber doch auch noch andere Möglichkeiten offenhalten. Und so bewarb ich mich parallel bei der MKÜ auf die Stelle als Einsatztrainer, bei der man sein Wissen und Können an Kollegen weitergibt. Obwohl ich deutlich jünger war als die meisten meiner zukünftigen »Schüler«, hatte ich gute Chancen. Ich hatte die Prüfung abgelegt und wartete eigentlich nur noch darauf, dass alles schwarz auf weiß bestätigt wurde.

Eines Tages kam mir in der Dienstelle ein befreundeter Kollege entgegen. »Tut mir leid, Philipp. Echt schade«, sagte er. Ich verstand nur Bahnhof. Bis ich hinten im Flur die Liste an der Wand sah. Mein Name unter der Rubrik »Anwärter Einsatztrainer« war durchgestrichen, stattdessen hatte man den eines Kollegen darübergeschrieben. Ich verstand die Welt nicht mehr. Tatsächlich war es so, dass die Kollegen durchsickern haben lassen, dass ich mich auch bei der GSG 9 beworben hatte. Und damit war ich vor Ort raus. Mein Einwand, dass das Auswahlverfahren noch nicht mal begonnen hätte, geschweige denn realistische Chancen bestünden, dass ich tatsächlich bei dieser Superelite genommen würde, ließ man nicht gelten. Meine Vorgesetzten waren überzeugt, dass ich es auf jeden Fall schaffen würde. Das machte mich natürlich auf der einen Seite ziemlich stolz. »Hey, die Kollegen sehen in dir einen echten GSG 9er!« Darüber freute ich mich. Das tat gut. Auf der anderen Seite aber merkte ich mal wieder, wie wenig man bei der Polizei seine Karriere selbst in der Hand hat.

Aber es kam mal wieder ganz anders: Kurz bevor der Eignungstest bei der GSG 9 anstand, hatte ich dann besagten Bandscheibenvorfall. Und damit brauchte ich gar nicht erst antreten, ich hätte nicht die kleinste Chance gehabt. Mein Traum war geplatzt. Und weil der Posten als Einsatztrainer mittlerweile längst schon anderweitig vergeben war, war auch Plan B gescheitert. Ich war wieder genau an dem Punkt angelangt, an dem ich angefangen hatte …

NICHTS ALS PROBLEME

Ich wurde von Tag zu Tag unzufriedener und es dauerte nicht lang, da packte mich wieder das »Castingfieber«. »Hey, jetzt bist du doch in Berlin. Jetzt könntest du ja noch viel mehr Rollen wahrnehmen, weil die ganze Fahrerei wegfällt«, dachte ich. Also habe ich mich wieder beworben. Weil die Nachfrage da war, habe ich in der Zeit sogar relativ viele Jobs angenommen, auch weil ich gemerkt habe, wie happy mich das Drehen machte. Es war cool, die Aufmerksamkeit zu kriegen. Ich mag es einfach, bis zu einem gewissen Grad im Mittelpunkt zu stehen. Ich mag, wenn Menschen mir zugucken und sagen: »Schön!« Ich mag es, in anderen Emotionen auszulösen. Das hat mich gecatcht. Denn genau diesen Teil von mir auszuleben, fehlte mir bei der Polizei.

In Berlin bin ich aber dann auch ganz schnell an die Grenzen dessen gestoßen, was ich machen durfte, auch wenn mein Limit ja jetzt 500 Euro betrug. Dazu kam, dass ich immer öfter im Dienst auf der Straße erkannt wurde, vor allem, nachdem ich 2013/14 meinen Facebook-Account eingerichtet hatte.

Die ersten Kollegen bei der Polizei wurden stutzig. Viele fanden das Ganze cool und spannend, aber es gab wie überall auch immer solche, die diese Meinung nicht teilten. So richtig bewusst wurde mir das zum ersten Mal nach einem Einsatz gegen randalierende Fußballfans im Herbst 2014: Nach einem verlorenen Auswärtsspiel gegen einen »verfeindeten« Club hatten die Fans eines Berliner Traditionsvereins die Waggons des Zugs zurück in die Hauptstadt komplett zerstört. Eine Aufgabe für unsere Spezialeinheit. Für solche Einsätze gab und gibt es einen festen Plan: Der Zug wird angehalten, alle Türen werden verschlossen. Massen-Identitätsfeststellung – oder kurz: Massen-IDF. Keiner verlässt den Zug, ohne das wir wissen, wer er ist. Jeder darf erst dann raus, wenn seine Identität festgestellt und aufgenommen wurde.

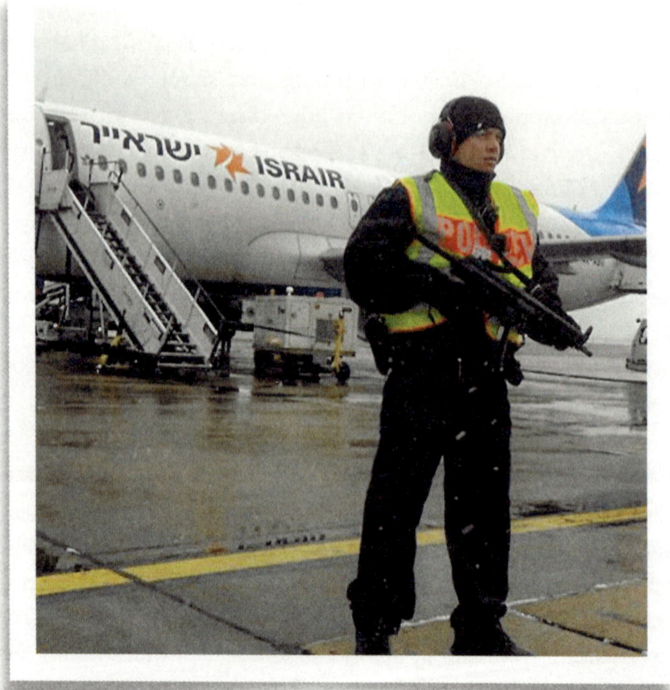
ישראייר
ISRAIR

Gesagt, getan, eine Tür geht auf, die Polizei in Formation mit Helm und allem Drum und Dran rein. Dann stehst du da im vollen Zug, alle hackevoll, dicke Luft im wahrsten Sinn des Wortes.

Ich klappte damals ziemlich bald das Visier hoch und zog auch die Maske ein bisschen nach oben. Zufälligerweise stand ich vor einer Gruppe von Frauen und eine von ihnen schaute mir direkt ins Gesicht. »Hey, bist du nicht der aus dieser Serie?«, fragte sie verblüfft. Damit war das Eis gebrochen. »Ausweis brauche ich trotzdem«, habe ich gesagt, aber das war dann auch gar kein Ding mehr. Während sie sich bei den Kollegen nebenan gewehrt haben, waren sie bei mir plötzlich total kooperativ. Der Gruppenleiter hatte das Ganze mitbekommen, und ich dachte zunächst, er fände es cool, dass ich quasi als Eisbrecher unterwegs war. Aber wie sich bald herausstellte, war genau das Gegenteil der Fall. In dem Augenblick hatte er zwar geschmunzelt, aber später hat er mich dann beim Chef angeschwärzt.

Als der Einsatz vorbei war, kam der Zugführer der ganzen Truppe zu mir. Ihm sei zu Ohren gekommen, dass ich bei der Aktion nicht als Polizist wahrgenommen worden wäre und keine Respektsperson dargestellt hätte. Dass stattdessen mehr der Schauspieler im Mittelpunkt gestanden hätte. Und dass sie das in Zukunft nicht noch einmal haben wollten. Mein Argument, dass die Sache in keiner Weise die Maßnahme behindert, sondern im Gegenteil sogar gefördert hätte, weil ich eine Verbindung zu den Fußballfans aufgebaut hatte, ließ er nicht gelten. Seine letzten Worte waren: »Ich will, dass du damit aufhörst und deine sozialen Netzwerke löschst.« Ich war erst mal baff. Schließlich war das meine Privatsache.

Ich holte mir juristischen Rat ein und bekam schließlich Recht. Aber seitdem hatten sie mich auf dem Kicker. Ab da wurden immer wieder Untersuchungen aufgenommen, ob ich auch alles richtig machte.

»DIE BACHELORETTE«

Zu dieser Zeit wurde ich immer wieder gefragt, ob ich nicht bei der »Bachelorette« mitmachen wollte. Am Anfang hatte ich dazu überhaupt keine Lust und lehnte deshalb ab. Aber nachdem die Problematik bei der Polizei immer brisanter wurde, habe ich mir gesagt: »Okay, dann kriegt ihr eben euren Willen und ich höre auf mit der Schauspielerei. Aber davor mache ich noch mal was, das gut bezahlt ist und bei dem ich Spaß und ein bisschen Urlaub habe.«

Bis dahin wollte ich immer nur Schauspieler sein und habe konsequent alle Trash-Formate abgelehnt. Aber jetzt dachte ich: »Hey, wenn der Weg für dich hier eh endet, dann mach das jetzt einfach. Und danach ist Schluss.«

Ich habe bei der Castingagentur angerufen und gefragt, ob sie mich noch brauchen. Eigentlich war ich schon zu spät dran, aber weil sie noch nie einen Polizisten dabeihatten, hat es dann doch noch geklappt. In der Arbeit habe ich Bescheid gesagt, aber ich glaube, die wussten gar nicht so richtig, um was es ging, und winkten mich deshalb einfach durch. Und so nahm ich meinen Resturlaub und los ging's.

Weil »Die Bachelorette« zur besten Sendezeit um 20:15 Uhr ausgestrahlt wurde und nicht wie die ganzen kleinen Serien irgendwann am Nachmittag, wurde ich schnell bekannter. Und dafür, dass es eigentlich mein letzter Dreh sein sollte, kamen plötzlich unglaublich viele neue Anfragen. Ich war perplex, denn ich hatte gedacht, dass mich nach so einem Format keiner mehr haben wollen würde. Aber offensichtlich war genau das Gegenteil der Fall. Mir war nicht bewusst gewesen, dass diese Sendung so eine Tragweite hatte und mich derart nach vorne katapultieren würde. Aber ich muss auf das Publikum gut gewirkt haben und so freute ich mich einfach über das Interesse an meiner Person und genoss es, im Mittelpunkt zu stehen.

Ich hatte mich auch vorher schon für meinen Körper interessiert, habe viel trainiert und wusste schon recht früh, dass Sport mein Ding ist. Genauso hatte ich am Strand schon das ein oder andere Mal von einem Mädel oder jemandem aus der Familie Sprüche wie »Boah, krasser Body« gehört. Aber durch die große Bühne bei der »Bachelorette« hatte ich auf einmal unglaublichen Zuspruch und ein Wahnsinnsfeedback. Mein Sixpack wurde mein »Markenzeichen«.

Ich wollte meine Einssechsundsiebzig, Einssiebenundsiebzig damit wettmachen, indem ich tierisch aufgebaut habe. In den Medien kam das gut an. Meine Körpergröße war plötzlich schnuppe, ich hatte Zuspruch – und jede Menge Jobs.

Schon als ich noch bei der Polizei war, hat man mir das ein oder andere Mal bei einem Casting gesagt, dass ich ein tolles Gesicht hätte und doch was mit Fotos machen solle. Aber gebucht wurde ich wenig. Jetzt hatte ich an dieser Show teilgenommen, meinen Body einem Massenpublikum gezeigt, ein paar Follower gekriegt und plötzlich kamen Modeljobs rein, für die ich früher gedacht hatte, man müsste mindestens 1,85 Meter groß sein. Auf einmal war meine Größe Nebensache. Ich zog einen Job nach dem anderen an Land, wurde für zahlreiche Kampagnen gebucht und unter anderem das Gesicht von McFit. Alles lief bestens …

Mein Körper war mein Kapital und daran hielt ich fest. Es gab neben meiner Selbstständigkeit nichts Wichtigeres als das Training. jede freie Minute verbrachte ich im Gym. Die Frauen, die ich damals kennengelernt habe, warfen mir vor, dass ich mehr Zeit im Studio verbringen würde als mit ihnen. Entsprechend hielt keine der Beziehungen lang. Mir war das alles egal. »Na klar mache ich das, wenn ich Kohle dafür kriege«, dachte ich immer nur, »da wär ich ja sonst blöd.« Und es war ja auch nicht so, dass ich keinen Spaß gehabt hätte. Ich habe ja auch wirklich

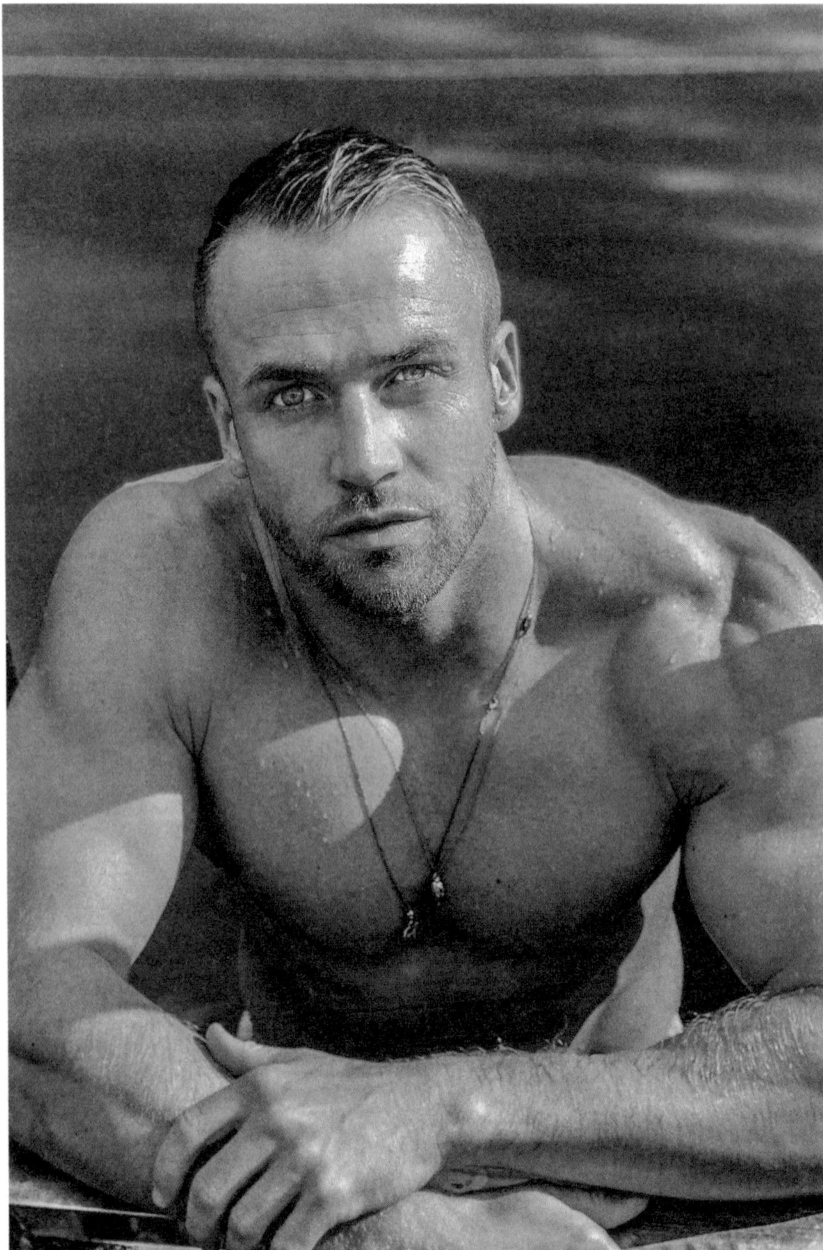

viele Anfragen damals bekommen, habe viel mitgemacht und hatte zahlreiche Fernsehauftritte – meist mit nacktem Oberkörper. Ich glaube tatsächlich, die meist gehörte Frage damals war: »Können wir nicht oberkörperfrei drehen?« »Was soll's«, dachte ich. »Mein Body ist eben mein USP.«

Gleichzeitig begann ich aber wieder zu hadern: Sollte ich jetzt alles auf eine Karte setzen und bei der Polizei kündigen? Ich dachte an meine Eltern und entschied mich dagegen. Doch auf der Dienststelle gab es immer mehr Stress. Je bekannter ich wurde, desto strenger überprüfte man, was ich tat und ob alles seinen korrekten Weg ging. Dabei kam irgendwann heraus, dass ich früher nicht immer alles erzählt hatte und schon auch mal ungenehmigt zu einem Dreh gefahren war. Daraufhin wurde ein Disziplinarverfahren gegen mich eingeleitet. Ich fühlte mich, als würde man mir eine Pistole auf die Brust setzen und obwohl es nie so direkt gesagt wurde, hatte ich das Gefühl, dass ich mich endlich entscheiden müsste: Entweder ist jetzt Schluss mit allem oder du gehst.

Ich hatte bis dahin bei der Polizei wirklich schon viel erreicht. Kurz nach der Ausbildung hatte man mich das erste Mal befördert. Darauf warten andere zehn Jahre oder länger. Aufgrund überdurchschnittlicher Leistungen war ich außerdem bereits dreimal für eine Leistungsprämie nominiert worden, zweimal davon hatte ich sie auch bekommen. Ich hatte es zu einer Sondereinheit geschafft und war zurück in Berlin. Trotzdem: Immer wieder gab es Situationen, mit denen ich unzufrieden war. Und ich hatte, obwohl ich noch gar nicht so lange dabei war, das Gefühl, nicht die Anerkennung zu bekommen, die ich verdient hatte und nie so bezahlt zu werden, wie es meiner Leistung entsprach. Das Gefühl, es nicht selbst in der Hand zu haben, wie weit ich kommen könnte. Also fasste ich all meinen Mut zusammen und stieg aus. Ab nun wollte ich zu 100 Prozent auf die Medienbranche setzen.

Wäre ich damals bei der GSG 9 gelandet oder hätte man mich gefördert, als ich nach vorne wollte, um als Ausbilder anderen Polizisten zu helfen, wäre vermutlich alles ganz anders gekommen und ich wäre heute noch bei der Polizei. Letztendlich habe ich auch deshalb gekündigt, weil ich schon immer gerne vorankommen wollte. Ich möchte etwas erreichen, meine Träume sollen in Erfüllung gehen, damit ich später mal sagen kann: »Philipp, das und das hast du im Leben geschafft. Da bleibt was von dir. Das war nicht umsonst.«

Ich habe meinen Ausstieg nie bereut, auch wenn ich die Gruppendynamik, wenn du zu irgendeinem Einsatz musst, manchmal vermisse. Du weißt dann nicht, was dich erwartet, aber du weißt, dass du dich 100-prozentig auf die Kollegen verlassen kannst. Ich mochte auch das Gefühl, etwas Gutes getan zu haben. Das Richtige. Das Gefühl, dazu beizutragen, dass das Leben für andere ein Stück weit besser wurde.

Die nächsten Jahre habe ich mich halb totgerackert, weil ich meinen Eltern und allen, die nicht verstanden haben, warum ich gekündigt hatte, unbedingt beweisen wollte, dass meine Entscheidung richtig war. In diesen Jahren hat sich die Krankheit manifestiert. Sie hat für mich zwar in der ganzen turbulenten Zeit keine Rolle gespielt, aber sie war immer da. Mir war es egal: Ich wusste ja jetzt, was es war, hatte eine Diagnose und konnte Medikamente nehmen, wenn es mal wieder so weit war.

Während der Dreharbeiten zur »Bachelorette« war es sogar einmal richtig schlimm. Ich war bis unter die letzten drei gekommen und nun waren wir für die Dreamdates in Thailand. Irgendwann hatte ich so dicke Beine, dass ich in Bangkok ins Krankenhaus eingeliefert wurde. Alle dachten, mich hätte irgendetwas gestochen. Dabei kamen die vom Darm. Aber das ahnte natürlich keiner, denn ich hatte niemandem etwas davon erzählt, dass ich chronisch krank war.

Bei der Polizei hatte ich auch schon ab und zu dicke Füße in den Stiefeln, aber ich habe nie darüber gesprochen. Ich wollte auf keinen Fall riskieren, wegen irgendeiner blöden Krankheit nicht verbeamtet zu werden. Und ich muss sagen, dass mein Körper in dieser Zeit auch immer super »funktioniert« hat. Selbst wenn ich einen Schub hatte und zur Arbeit musste, gab es während der Einsätze ganz selten Zwischenfälle. Das war auch danach noch so. Wenn ich einen wichtigen Termin hatte oder am Set war, lief alles gut. Erst wenn ich Schluss hatte, kam ich eine halbe Stunde nicht mehr von der Toilette runter.

Nach dem Thailand-Dreh kamen dann die sogenannten Homedates und meine Bachelorette kam zu uns nach Hause, um meine Mutter kennenzulernen. An diesem Tag merkte ich schon, dass es mir gar nicht gut ging. Als die Dreharbeiten vorbei waren, konnte ich kaum mehr stehen. Meine Beine waren nicht nur heiß, sie haben regelrecht geglüht. Ich bin zu einem Arzt in der Nähe, aber der konnte sich nicht erklären, was da passierte, und hat mich ins Krankenhaus überwiesen. Dort habe ich eher nebenbei auch die Darmgeschichte angesprochen und dass ich immer so Durchfälle hätte. Um dem auf den Grund zu gehen, wurde wieder mal eine Darmspiegelung gemacht – und an das, was der Arzt danach zu mir sagte, kann ich mich erinnern, als wäre es erst gestern gewesen: »Also ich mache das jeden Tag, ich untersuche jeden Tag Därme. Aber so einen Befund habe ich in meinem Leben noch nie gesehen, Herr Stehler. Ich musste 64 Biopsien nehmen und ins Labor schicken. Ihr kompletter Darm ist entzündet. Das ist wirklich der schlimmste Befund, der mir je untergekommen ist.«

Das war's für mich. Bis dahin hatte ich nie geglaubt, dass ich wirklich krank war. Aber jetzt dachte ich: »Krass. Du hast die letzten Jahre einfach nicht wahrgenommen, was los ist. Du hast einfach versemmelt, was zu unternehmen. Und deshalb sieht es jetzt so schlimm aus.«

VOLLE DRÖHNUNG

Ab da ging es los mit Immunsuppressiva. Die nächsten Jahre waren geprägt von Chemie, denn ich habe wirklich so gut wie jedes Medikament ausprobiert. Wenn da eine Mittel nichts geholfen hat, war das nächste dran. Teilweise bin ich herumgelaufen wie ein aufgeblähtes Huhn, etwa nach den hoch dosierten Kortisonkuren. Ich hatte Hamsterbacken und unreine Haut wie ein Teenager. Außerdem hat meine Haut total empfindlich auf Sonnenlicht reagiert. Und trotzdem wollte ich noch immer nicht richtig wahrhaben, was da in meinem Körper geschah. Ich war Mitte 20 und voll in meiner Sturm-und-Drang-Zeit. Ich war endlich in Berlin gelandet, für mich damals der Mittelpunkt der Welt, und ich hatte den Erfolg, von dem ich so lang geträumt hatte. Einmal bin ich sogar mit der Flexüle im Arm auf eine Redcarpet-Veranstaltung gegangen und am Abend wieder zurück ins Krankenhaus.

Ich habe es echt nicht kapiert. Alles war wichtiger als mein Körper. Äußerlich, ja, da habe ich für meinen Body trainiert wie ein Ochse. Aber was innen drin passierte, darauf habe ich nie geachtet. Ich wusste gar nicht, dass sowas wichtig ist. Dass du Signale von deinem Darm kriegst. Dass der sagt: »Jetzt wird's aber zu viel, fahr mal runter.« Stattdessen waren die nächsten Jahre davon geprägt, zweimal die Woche für Infusionstherapien an irgendwelchen Schläuchen zu hängen. Aber sobald es wieder einigermaßen ging, machte ich weiter wie zuvor.

Endlich konnte ich meinen Traum leben, war gefragt und erfolgreich. Nichts konnte mich davon abhalten, mich ins Rampenlicht zu stürzen. Erst recht nicht meine Krankheit. Noch nicht …

Intravenös verabreichte Immunsuppressiva fahren das körpereigene Immunsystem komplett auf Null. Das wird deshalb gemacht, weil Autoimmunerkrankungen wie Colitis ulcerosa vom

Immunsystem ausgelöst werden. Die Entzündung der Darmschleimhaut ist eine Reaktion des Körpers, der denkt, er müsste dich vor irgendetwas schützen. Warum das passiert, wissen die Ärzte nicht, nur was passiert. Und daher versuchen sie eben einfach, das Immunsystem außer Gefecht zu setzen, damit es die Entzündung sein lässt.

Ich hatte quasi keine Abwehrkräfte mehr und war daher für jeden Mist anfällig. Ich habe Sachen gekriegt, von denen ich nicht mal wusste, dass es sie gibt. Ich hatte zum Beispiel auf einmal Herpes und Blasenentzündungen, was bei Männern ja normalerweise eher unüblich ist.

Aber auch davon abgesehen hat die Behandlung mit den Immunsuppressiva nur bedingt geklappt. Mal ging es mir einen Monat gut und ich dachte: »Super, es ist nichts mehr. Du hast es geschafft!« Aber dann kam irgendwann doch wieder der nächste Schub. Immer! Also bin ich weiter von Arzt zu Arzt und habe weiter Therapie um Therapie ausprobiert, allerdings alles noch nach klassischer Schulmedizin. Damals kannte ich nämlich noch nichts anderes und wusste nicht, dass es durchaus andere Möglichkeiten gibt, um den Darm zu »entlasten« und den Entzündungen entgegenzuwirken.

Stattdessen war es für mich ganz normal geworden, mich einmal im Monat mit Kortison zuzudröhnen. Dabei ist das auf Dauer echt pures Gift, weil es alles im Körper porös macht. Trotzdem: Mit Kortison war alles super, das waren meine Tabletten, die ich immer in der Tasche hatte. Wenn ich unterwegs war und gemerkt habe: »Oje, jetzt komme ich gerade nicht mehr vom Klo runter«, habe ich einfach 100 oder 150 Milligramm davon eingeschmissen. Zehn Minuten später war dann alles wieder gut, da konnte ich wirklich die Uhr danach stellen. Aber Kortison ist eben kein Langzeitmittel und daher durfte ich es während eines Schubs nehmen.

EINE BITTERE ERKENNTNIS

Mein Training litt natürlich auch unter dem Ganzen, weil ich während längerer Schübe nichts essen und das, was ich aß, nicht bei mir behalten konnte. Man hat es zwar nicht gleich gesehen, wenn ich mehrere Tage nicht trainieren konnte. Aber es hat unglaublich an meiner Psyche genagt. Sport war für mich damals ja alles. Ich habe mich total über mein Äußeres definiert. Was mir aber gefehlt hat, war ein echtes Bewusstsein für meinen Körper.

Es war echt ein langer Weg, bis ich das erkannt und gelernt habe, die Signale wahrzunehmen, die mir mein Körper sendet. Und noch viel länger hat es gedauert, bis ich verstanden habe, dass ich selbst es bin, der entscheidet, dass ich etwas tun muss – und was.

Die Krankheit ist ja da, die geht auch morgen nicht weg. Heute versuche ich, damit umzugehen. Aber das war nicht immer so. Früher war die Krankheit für mich einfach nur ein störender Vorgang. Ich bin in dieser Zeit auch sehr schmerzresistent geworden. Der Arzt in der Klinik hat damals gesagt: »Dass sie überhaupt noch aufrecht gehen können. Das kann ich mir nicht vorstellen, wie Sie das machen.« Aber ich hatte mich eben einfach daran gewöhnt. Ich dachte, das wäre normal. Die Krankheit war halt da und ich musste daher eben mit ihr leben. Schluss.

Dass diese Einstellung komplett falsch ist, habe ich erst nach der ersten OP kapiert. Es ist absolut falsch, dicht zu machen, sich einzuigeln, zu resignieren und zu sagen: »Mir kann eh keiner helfen.« Der Weg, den ich von 2011 bis 2019 gegangen bin, war einfach der falsche. Das waren so viele Jahre, in denen man so viel hätte retten können. Mit hoher Wahrscheinlichkeit hätte ich heute noch einen Dickdarm, hätte heute noch ein Organ mehr in meinem Körper und hätte nicht all diese qualvollen OPs durchmachen müssen.

Doch dazu gehört ein Bewusstsein dafür, dass man selbst unglaublich viel machen kann. Unser Körper ist darauf ausgelegt, dass er sich selbst heilen kann. Nach einer meiner OPs hatte ich zum Beispiel extrem Bock auf Tomaten. Ich bin aufgewacht und habe echt nur noch an Tomaten und Ketchup gedacht. Bei der Blutuntersuchung kam dann raus, dass ich einen extrem hohen Natrium- und Eisenmangel hatte. Und genau diese Mineralstoffe stecken auch in Tomaten. Mein Körper hat mir also schon Tage vorher ziemlich deutlich gesagt, was er braucht. Das war für mich ein echtes Aha-Erlebnis und der Beweis dafür, dass unser System eigentlich sehr gut funktioniert. Wir müssen nur lernen, es richtig zu deuten. Genau diese Fähigkeit hat mir aber all die Jahre gefehlt.

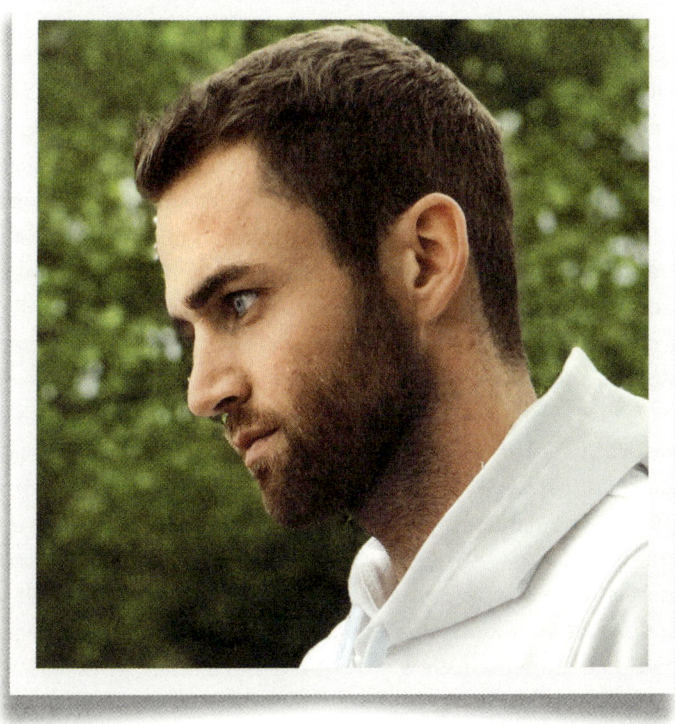

KLASSISCHE SCHULMEDIZINISCHE THERAPIE

Wie behandelt die Schulmedizin Colitis ulcerosa, wie wirken die Mittel – und warum helfen sie manchmal auch gar nicht?

Die Therapie der Colitis ulcerosa orientiert sich am natürlichen Verlauf der individuellen Erkrankung und wird in zwei Therapiephasen unterteilt: die Remissionsinduktion, also die Einleitung einer antientzündlichen Therapie und Beendigung des Schubs, und die Remissionserhaltung, also die langfristige Erhaltung der erreichten Entzündungsfreiheit. In beiden Phasen kommen unterschiedliche Medikamente zum Einsatz, sodass in eine Basistherapie, eine intensivierte Therapie und in eine Therapie der Komplikationen unterschieden werden kann.

Bei der Basistherapie kommen im Wesentlichen Wirkstoffe aus der Gruppe der Aminosalizylate zum Einsatz. Bei der intensivierten Therapie setzt man auf Kortikosteroide, also Kortisonpräparate, Immunsuppressiva, Immunmodulatoren und modernere kleinmolekulare Substanzen. Ergänzend können dazu unterstützende Maßnahmen wie Probiotika, pflanzliche Präparate und Ernährungsumstellung (mehr dazu auf Seite 103 ff.,

108 f. sowie S. 112 ff.) sowie bei funktionellen Restbeschwerden auch klassische Reizdarmtherapeutika zum Einsatz kommen.

Auch wenn die Entstehung der Colitis ulcerosa noch nicht vollständig geklärt ist, gibt es doch zunehmend Hinweise auf eine zentrale Rolle der gestörten Schleimhautbarriere, dem sogenannten Leaky Gut. Daher ist es vorrangiges Ziel der therapeutischen Maßnahmen, die entzündliche Aktivität an der Schleimhautbarriere zu reduzieren und idealerweise eine endoskopische und eine mikroskopische Heilung der Darmschleimhaut zu erzielen. Dieses Ziel wird medizinisch Schleimhautheilung (engl.: mucosal healing) genannt und ist mit den langfristig günstigsten Heilungschancen verbunden.

Medikamentöse Therapie

In der klassischen Colitis-ulcerosa-Therapie wird zunächst Aminosalizylaten, Kortikosteroiden und Azathioprin der Vorzug gegeben – allesamt Präparate mit multiplen Angriffspunkten. Erst wenn die Behandlung nicht anschlägt, wird auf Immunsuppressiva wie Cyclosporin und Tacrolimus oder biologische Wirkstoffe wie Antikörper gegen Tumornekrosefaktor, verschiedene Integrine (Membranbestandteile von Blutzellen) oder Zytokine (Botenstoffe bei Entzündungsvorgängen) zurückgegriffen. Dieses klassische Vorgehen wurde bei den moderaten und schweren Verläufen in den letzten Jahren allerdings zugunsten eines frühzeitigeren Einsatzes der hochpotenteren modernen Wirkstoffe verlassen.

Aminosalizylate

Aminosalizylate sind klassische antientzündliche Wirkstoffe, die durch verschiedenste Wirkmechanismen lokal und systemisch antientzündlich wirken. In ihrer chemischen Struktur sind Aminosalizylate der Acetylsalicylsäure, dem Aspirin, sehr ähnlich.

Durch Verkapselung, Granulatherstellung oder Multi-Matrix- beziehungsweise MMX-Galenik gelingt es in moderneren Präparaten, die Freisetzung der Wirkstoffe so zu steuern, dass die Aminosalizylate erst im Dickdarm freigesetzt werden. Die Wirksamkeit der Aminosalizylate ist verglichen zu Steroiden deutlich niedriger, sodass Aminosalizylate in der Remissionsinduktion eher bei milden Verlaufsformen und bei allen anderen Verlaufsformen vor allem in der Remissionserhaltung als sehr nützliche Standard-Basistherapie zum Einsatz kommen. Die Verabreichung erfolgt bedarfsgerecht von oral oder rektal über Klysmen (Einläufe), Schaum und Suppositorien – ein- bis dreimal täglich.

Verglichen zu den anderen Wirkstoffgruppen treten Nebenwirkungen bei Aminosalizylaten deutlich weniger auf. Sie können aber, wie der reversible Haarausfall, sehr belastend sein.

Tipp: Aminosalizylate sind in den meisten Fällen die remissionserhaltende Standardmedikation. Die konsequente Einnahme wird mit günstigeren langfristigen Ergebnissen belohnt. Unbedingt dranbleiben.

Kortikosteroide

Kortikosteroide sind bei der Behandlung von Colitis ulcerosa ein Basistherapeutikum und können je nach Notwendigkeit intravenös, oral, rektal, als Klysma oder als Schaum verabreicht werden. Aufgrund ihrer Nebenwirkungen wie zum Beispiel Osteoporose, einem erhöhten Blutzuckerspiegel, Infektneigung, Akne und Gewichtszunahme, um nur einige zu nennen, werden diese Medikamente zur kurzfristigen Entzündungsreduktion und dann hochdosiert eingesetzt, während sie im langfristigen Einsatz eher unerwünscht sind. Eine Ausnahme macht das Steroid Budesonid, das durch eine spezielle Wirkweise und Zusammensetzung beziehungsweise Zubereitung und Herstellung im Wesentlichen lokal wirkt, dadurch auch längerfristig angewendet werden kann und mit deutlich weniger Nebenwirkungen behaftet ist. Budesonid wird erst im Dickdarm freigesetzt und wirkt damit ganz spezifisch dort, wo es wirken soll, ohne dass der Rest des Körpers »mitbehandelt« wird. Dadurch kann auch die Gesamtmenge des Präparats deutlich niedriger gewählt werden als bei anderen Medikamenten.

Kortisonpräparate werden meistens anfangs in sehr hoher Dosierung verabreicht und dann über mehrere Wochen in der Dosis reduziert (ausgeschlichen). Wenn dieses Ausschleichen nicht möglich ist, wird medizinisch von einer Kortisonabhängigkeit gesprochen. In dieser Situation ist die Verwendung weiterer Arzneimittel alternativlos.

Immunsuppressiva (Immunmodulatoren)
Klassische Immunsuppressiva (Immunmodulatoren) vom Typ Azathioprin oder 6-Mercaptopurin reduzieren die Zahl und die Funktion der zellulären Immunabwehr, allen voran von T-Lymphozyten, Plasmazellen und körpereigenen Killerzellen. Dadurch reduzieren sie die entzündliche Aktivität in der Darmwand. Trotzdem werden Immunsuppressiva aufgrund ihrer Nebenwirkungen, dazu zählen besonders die erhöhte Infektanfälligkeit und das erhöhte langfristige Krebsrisiko, zunehmend seltener eingesetzt.

Für eine Akuttherapie sind Azathioprin oder 6-Mercaptopurin, ebenso wie das selten verwendete Methotrexat, eher ungeeignet, da es zwei bis sechs Monate dauert, bis ihre Wirkung eintritt. Die Präparate werden daher in Kombination mit der Schubtherapie, zumeist zusammen mit Kortikosteroiden, einleitend begonnen, damit sie dann in der Phase der Remissionserhaltung ihre eigentliche Stärke entfalten.

Alle drei genannten Mittel werden als Tabletten oder Injektionen individuell dosiert und bedürfen engmaschiger Kontrolle, um eventuelle Nebenwirkungen rechtzeitig zu erkennen und entsprechende Gegenmaßnahmen ergreifen zu können.

Die noch viel stärkeren Immunsuppressiva Cyclosporin und Tacrolimus können intravenös oder oral verabreicht werden, wirken innerhalb weniger Tage und können daher auch in der Akuttherapie während eines Schubs verwendet werden. Dagegen sind diese beiden Wirkstoffe in der Remissionserhaltung, also der Erhaltung der Krankheitsruhephase, weniger gut geeignet. Da zudem Nebenwirkungen häufig sind – teilweise auch schwere – und ein erhöhter Überwachungsbedarf durch den behandelnden Arzt besteht, kommen Cyclosporin und Tacrolimus bei der Behandlung der Colitis ulcerosa heutzutage eher selten zum Einsatz.

Biologische Wirkstoffe

Unter dem Begriff »biologische Wirkstoffe« werden alle modernen Substanzen zusammengefasst, die immunmodulatorisch wirken, also das körpereigene Abwehrsystem verändern. Diese Mittel haben in den letzten 15 Jahren zu einer deutlichen Verbesserung der Therapie der chronisch entzündlichen Darmerkrankungen geführt und sind heute aus der Standardtherapie nicht mehr wegzudenken.

Verschiedene biologische Wirkstoffe greifen an unterschiedlichen Stellen gezielt in die entzündlichen Vorgänge ein und können vor Ort Entzündungsprozesse unterbinden oder zumindest abschwächen. Zumeist handelt es sich bei diesen biologischen Wirkstoffen um sogenannte monoklonale Antikörper, die gegen verschiedene Zytokine, wie beispielsweise den Tumornekrosefaktor α, verschiedene Integrine oder Interleukine gerichtet sind – allesamt Signalstoffe, die für die Entzündungsregulation der Darmwand bedeutend sind.

In der Vorbereitungsphase sind biologische Wirkstoffe sehr aufwendig, da, um einen sicheren Einsatz zu ermöglichen, vorab Erkrankungen wie Tuberkulose, Viruserkrankungen (HIV, Hepatitis B, Hepatitis C) oder eine Herzinsuffizienz ausgeschlossen werden müssen. Die verschiedenen biologischen Wirkstoffe unterscheiden sich dann neben ihrem Wirkmechanismus auch in der Geschwindigkeit, in der die Krankheitssymptome nachlassen (Remission). Die Nebenwirkungen reichen von einer erhöhten Infektneigung bis zu erhöhtem Krebsrisiko, wobei die biologischen Wirkstoffe verglichen zum früheren Behandlungsstandard, den Kortikosteroiden, aber als eher nebenwirkungsarm anzusehen sind. Auch daher zählt der Einsatz der biologischen Wirkstoffe heutzutage in der Remissionsinduktion, also dem Versuch, im akuten Schub eine Verbesserung der Krankheit zu erreichen, und dem Remissionserhalt, diese Phase dann auch zu erhalten, zum medizinischen Standard. Das hat dazu geführt, dass schwere Verläufe der Colitis ulcerosa sehr viel seltener geworden sind und heute deutlich seltener chirurgische Eingriffe nötig sind.

Biologische Wirkstoffe werden entweder als Infusionstherapien oder als Spritzentherapie in der Selbstanwendung (nach ärztlicher Einweisung) verordnet. Modernere kleinmolekulare Wirkstoffe kommen zudem zunehmend auch in Tablettenform auf den Markt.

Wie werden Therapieentscheidungen getroffen?
Je nach Ausgangsbefund und klinischem Verlauf wird in der Therapie ein Step-up- oder ein Top-down-Ansatz gewählt. Was bedeutet das?

- Beim Step-up-Ansatz werden stufenweise potenziell wirksamere Mittel eingesetzt (eskalierende Therapie). Dies ist insbesondere bei milden und moderaten Verläufen der häufigere Ansatz.
- Der Top-down-Ansatz wird zumeist bei schweren Krankheitsverläufen gewählt, bei denen möglichst frühzeitig eine intensivere Therapie, vor allem mit biologischen Wirkstoffen gewählt wird. Im weiteren Verlauf, werden die Maßnahmen dann, je nachdem, wie der Patient auf sie anspricht, langsam wieder zurückgefahren und deeskaliert.

Vorsicht Falle

Wenn eine medizinische Remission erreicht ist, ist dies natürlich sehr erfreulich. Allerdings gilt es anschließend, das Erreichte auch zu bewahren und zukünftige Schübe zu vermeiden beziehungsweise deren Schweregrad in Zukunft zu reduzieren. Bei der Colitis ulcerosa hat sich daher eine remissionserhaltende Therapie etabliert, die mit verschiedenen Wirkstoffen durchgeführt werden kann, seien es Aminosalizylate, Immunsuppressiva oder Immunmodulatoren. Für den mittel- und langfristigen Verlauf ist es wichtig, dass auch diese remissionserhaltende Therapie konsequent und lange genug eingehalten wird. In manchen Fällen kann sie sogar bis zu zwei Jahre andauern.

Warum wirken Medikamente manchmal nicht?

Bei der Colitis ulcerosa ist wissenschaftlich gut bekannt, dass das Hauptproblem eine Entzündung an der Darmschleimhaut, genauer gesagt an der Darmbarriere, ist, die von Umweltfaktoren, der Ernährung und dem gastrointestinalen Mikrobiom beeinflusst wird. Die Entzündung wird mit verschiedenen Arzneimitteln angegangen. Bei den individuellen Entzündungen stehen jedoch unterschiedliche Mechanismen im Vordergrund, sodass nicht jedes Medikament bei jedem Menschen gleichermaßen hilft. Aus diesem Grund heißt es eine Auswahl zu treffen, die gewählten Medikamente dann konsequent einzunehmen und nach ausreichenden Kontrollintervallen die Entscheidung zu treffen, ob die Entzündung wirksam kontrolliert wird oder ob ein Wirkstoffwechsel sinnvoll erscheint. Manchmal sind zwei oder drei Entscheidungsschritte nötig, um das individuell wirksame Präparat herauszufinden. Gleiches gilt auch für die Remissionserhaltung. In dieser Phase kann es passieren, dass einzelne Präparate ihre Wirkung verlieren oder der Körper sogar Antikörper gegen sie bildet. Dann ist ebenfalls ein Wirkstoffwechsel eine sinnvolle Entscheidung.

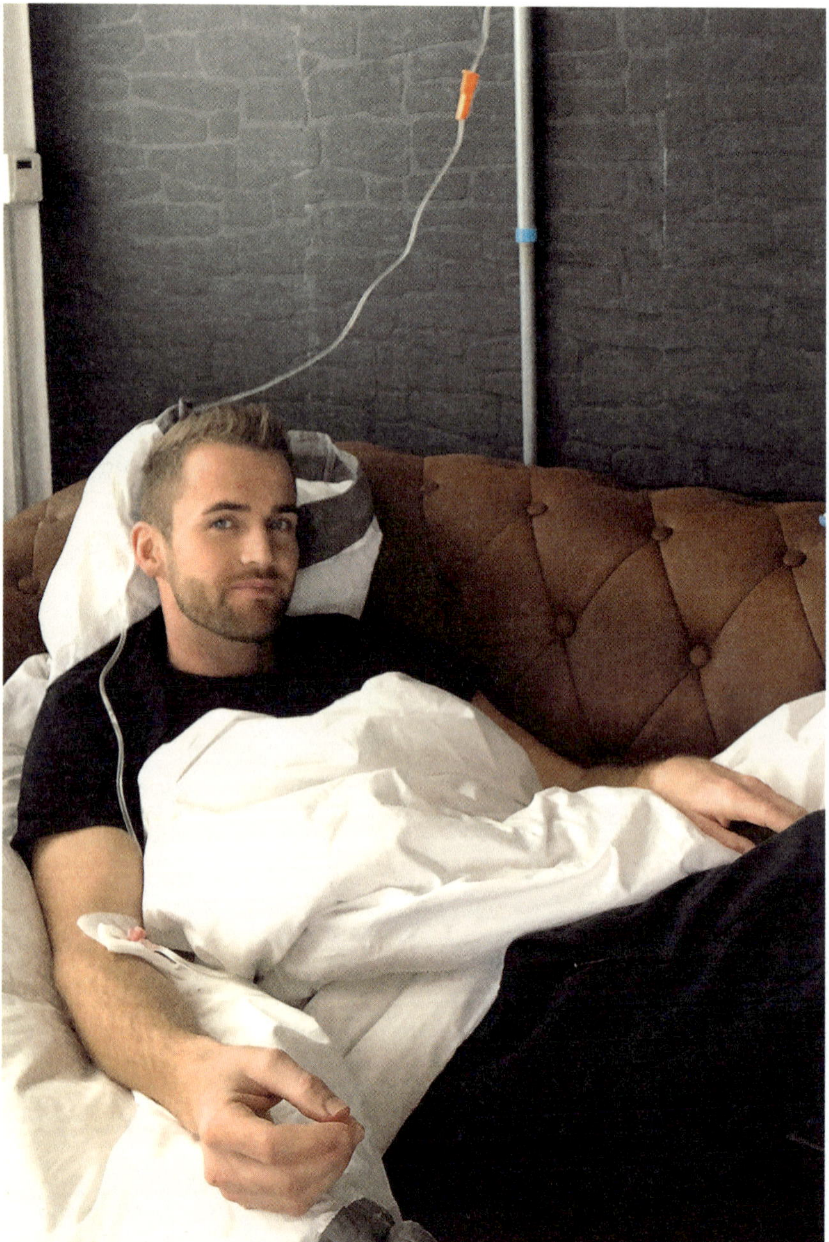

Bye, bye Dickdarm

Eine Darm-OP sollte immer der letzte Gedanke sein,
aber irgendwann ließ sie sich einfach nicht mehr vermeiden.
Doch dass es bei mir so schlimm werden würde,
damit hatte wirklich niemand gerechnet …

EIN FALL FÜR DEN NOTARZT

Ich hatte meine Krankheit so lange ignoriert, bis es einfach nicht mehr ging und es mir so schlecht ging, dass ich ins Krankenhaus musste ....

2019 ging es mir immer schlechter. Ich fühlte mich richtig elend und habe mich daher kurzentschlossen bei meinem Vater einquartiert, weil mir alleine zu Hause einfach alles zu viel wurde. Aber es wurde nicht besser. Ich konnte nichts essen, bereits nach einem Blatt Salat hatte ich das Gefühl, direkt auf die Toilette zu müssen. Ich hatte schon Schmerzen, wenn ich nur etwas getrunken habe. Nach neun Tagen war ich so schwach, dass ich wirklich dachte, ich kann nicht mehr.

Schon ein Jahr vorher hatte mir ein Arzt vorgeschlagen, zu operieren. Aber der Darm ist ein Riesenorgan, den sollte man nicht einfach mal so rausnehmen. Daher habe ich mich lange dagegen gesträubt. Eine OP ist immer der absolute Worst Case – genau der war jetzt jedoch erreicht. Ich war an einem Punkt angelangt, an dem die Ärzte gesagt haben: »Wir haben alles ausprobiert, was legal auf dem Markt ist. Mehr geht nicht. Sie sind austherapiert, Herr Stehler.«

Ich habe also meinen Gastroenterologen angerufen und ihm mitgeteilt, dass ich mich entschieden hätte, die OP doch zu machen. Und zwar am besten möglichst bald. Er kontaktierte daraufhin direkt eine Klinik etwas außerhalb von Berlin. Und tatsächlich ging dann alles superschnell: Schon am nächsten Tag konnte ich ins Krankenhaus.

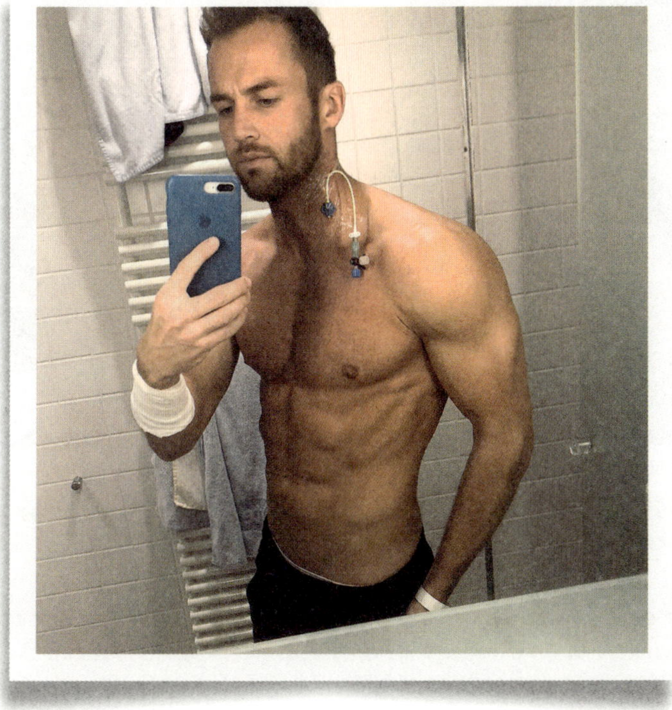

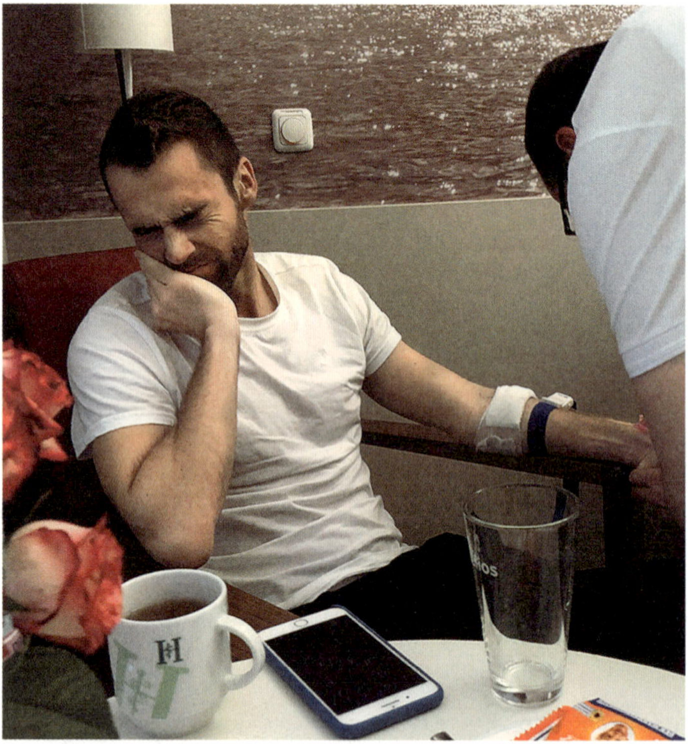

In der Klinik waren alle ganz aufgeregt, weil meine Blutwerte so schlecht waren und es schon nach einer Sepsis aussah. Die Darmwand war bereits so dünn, dass Schadstoffe in den Körper gelangt waren. Also wurde alles für eine Not-OP vorbereitet. Bei einem letzten Aufklärungsgespräch bemerkte jedoch einer der Ärzte die Medikamentenschachteln auf meinem Nachttisch: »Das sind ja Immunsuppressiva. Wenn Sie die nehmen, kann ich Sie auf gar keinen Fall operieren«, meinte er. Dass ich bis kurz zuvor auch Kortison genommen hatte, das die Wundheilung stark beeinträchtigt, wie ich jetzt erfuhr, machte die Sache natürlich nicht besser. Bis dahin hatte mich niemand gefragt, ob ich gerade Medikamente einnahm und wenn ja, welche. Alle wollten nur möglichst schnell operieren. Aber jetzt hieß es erst einmal wieder warten, bis alle Wirkstoffe aus dem Körper heraus waren. In der Zeit behielt man mich da und versuchte mich mit verschiedenen Infusionen und Schmerzmitteln zumindest ein bisschen »aufzupäppeln«. Ich wurde über einen Schlauch im Hals künstlich ernährt, bis ich endlich medikamentenfrei war. Das Warten war echt schlimm. Ich konnte nichts machen, außer mir immer wieder auszumalen, was auf mich zukommen würde.

Bei der Operation sollte ein Teil des Dickdarms entfernt werden. Nur ein Stück Gewebe am Anus sollte stehen bleiben. Das ist die Voraussetzung für die spätere Rückverlegung des künstlichen Darmausgangs am Bauch. Aber bis dahin war es noch lange hin. Zunächst sollte mir ein künstlicher Darmausgang mit einem Beutel gelegt werden. Das bedeutet: Der Dickdarm wird rausgenommen, der Ausgang unten »zugemacht« und das Ende des Dünndarms, das bisher in den Dickdarm überging, an eine Öffnung in der Bauchdecke angeknüpft.

Die ganze OP sollte laparoskopisch durchgeführt werden. Statt also wie früher einen Riesenbauchschnitt zu machen, sollten lediglich fünf kleine Schnitte erfolgen: einer, um Luft einzupumpen, damit sich die Bauchdecke hebt und der Chirurg genug Spielraum hat, um zu operieren. Drei für Mikroskop und Besteck und ein etwas größerer für den künstlichen Ausgang. Heute sieht man von all dem kaum noch etwas – im Gegensatz zu der Wahnsinnsnarbe, die ein Bauchschnitt hinterlassen hätte.

Ich war froh, als ich nach rund einer Woche endlich operiert werden konnte. Was das genau bedeutete und welche Odyssee danach auf mich wartete, davon wusste ich nichts. Zum Glück, sonst hätte ich mich vielleicht im letzten Moment doch noch umentschieden …

CHIRURGISCHE THERAPIE

Wie unterscheiden sich die Eingriffe, welche OP-Verfahren gibt es und wann können Komplikationen auftreten?

Chirurgische Eingriffe sind in den vergangenen 20 Jahren aufgrund der deutlich besser gewordenen medikamentösen Versorgung von Colitis-ulcerosa-Patienten zum Glück deutlich seltener geworden, aber noch immer erforderlich, wenn der Patient eine möglicherweise lebensbedrohliche Komplikation entwickelt (Notfallindikation) oder die Entzündung medikamentös nicht in den Griff bekommen wird (elektive Indikation).

Notfallindikationen
Zu diesen Komplikationen zählen der fulminante Verlauf der Colitis ulcerosa, das toxische Megakolon, die Perforation (Dickdarmdurchbruch) oder die lebensbedrohliche Darmblutung.

Vom toxischen Megakolon wird gesprochen, wenn es zu einem starken Tonusverlust der Darmwand mit massiver Ausdehnung (Dilatation) des Dickdarms kommt. Das toxische Megakolon kann hierbei nur einen Teil des Dickdarms betreffen oder in der schwersten Verlaufsform sogar den gesamten Dickdarm umfassen. Neben der massiven Dilatation des Dickdarms ist vor allem die sich entwickelnde systemische Toxizität und systemische

Entzündungsreaktion problematisch, denn beide münden nicht selten in einen septischen intensivpflichtigen Verlauf.

In die Entscheidung zur Operation fließen unter anderem auch klinische Gesichtspunkte wie Fieber, Kreislaufreaktion, systemische Mitreaktion, Gewichtsverlust (vor allem Anorexie) und Stuhlfrequenz ein. Ein schwerer Verlauf von extraintestinalen Manifestationen, also Krankheitsbildern, die nicht den Magen-Darm-Trakt betreffen, wie Gelenkentzündungen oder Hauterscheinungen ist hingegen selten ein Grund für ein chirurgisches Vorgehen. Sie bessern sich nämlich nach einem operativen Vorgehen am Darm nicht in ausreichendem Maße.

Elektive Indikationen

Neben der notfallmäßigen Operationsindikation aufgrund akuter Komplikationen kann es bei Patienten, die trotz bester medikamentöser Therapie keine ausreichende Entzündungskontrolle erfahren, notwendig sein, eine Operation durchzuführen, um das Entzündungsgeschehen unter Kontrolle zu bringen. Bei dieser Indikation wird zumeist der gesamte Dickdarm entfernt (Kolektomie). Damit wird die Erkrankung in den meisten Fällen beendet, weil das entzündete Organ ja entfernt wurde.

Weitere Operationsgründe sind das erhöhte Krebsrisiko, vor allem dann, wenn neben der Colitis ulcerosa in der Darmspiegelung Polypen mit sogenannten Dysplasien (Krebsvorstufen) gefunden wurden – insbesondere höhergradige Dysplasien, die mit einem erhöhten Entartungsrisiko einhergehen. Ohne derartige höhergradige Dysplasien wird eine Kolektomie zur Vermeidung eines kolorektalen Karzinoms nur noch sehr selten durchgeführt, da mit der Vorsorge-Darmspiegelung in ein- oder zweijährigen Intervallen eine ausreichend sichere Überwachung zur Verfügung steht.

Welche Operationsverfahren gibt es?

Je nachdem, ob nur der Dickdarm oder ob Dick- und Enddarm entfernt werden, wird die Operation als Kolektomie oder Proktokolektomie bezeichnet. Alle operativen Verfahren können entweder am offenen Bauch oder minimalinvasiv durchgeführt werden. Diese Entscheidung wird klinisch getroffen, in der Notfallsituation wird zumeist ein übersichtlicheres offenes Operationsverfahren gewählt.

OP bei Notfallindikation

Muss die OP aufgrund einer Not- oder sehr dringlichen Indikation erfolgen, geschieht das oftmals in zwei Schritten: In der ersten Operation wird der Dickdarm entfernt und vorübergehend eine künstliche Darmöffnung (Dünndarmstoma) angelegt. Normalerweise wird dabei der Enddarm belassen, damit er im zweiten Operationsschritt für den kontinenzerhaltenden Eingriff zur Verfügung steht. Dieser Enddarmstumpf wird als Hartmann-Stumpf bezeichnet. Nur bei hochentzündlichem Befall des Enddarms oder bei postoperativ starken Enddarmblutungen wird der Enddarmstumpf auf ein Minimum reduziert (dieser wird dann ultrakurzer Hartmann-Stumpf genannt).

Nach einem Stabilisierungsintervall von in der Regel sechs bis zwölf Monaten erfolgt in einer zweiten Operation ein kontinenzerhaltender Anschluss des Dünndarms an den Enddarm. Dabei wird aus der endständigen Dünndarmregion ein künstliches Stuhlreservoir, ein sogenannter Dünndarm-Pouch, geformt. Er fungiert als Stuhlspeicher und ermöglicht eine geregelte Darmentleerung. Die zweite OP erfolgt meist minimalinvasiv.

OP bei elektiver Indikation

Sofern die Operation geplant werden kann (elektive OP), wird zumeist der Weg einer wiederherstellenden Proktokolektomie mit sogenannter ileoanaler Pouch-Anastomose gewählt. Dabei wird aus dem endständigen Dünndarm ein neues Enddarmreservoir geformt, das die Erhaltung der Entleerungsfunktion ermöglicht. Bei dieser Vorgehensweise ist keine vorübergehende Stomaanlage erforderlich.

In Einzelfällen, etwa wenn der anale Schließmuskel in seiner Funktion eingeschränkt ist, wird auch beim elektiven Vorgehen eine Proktokolektomie mit künstlicher Darmöffnung gewählt. Sofern dies vom Patienten nicht gewünscht ist, kann in dieser Situation auch eine Kolektomie mit direkter Verbindung zum Enddarm (ileorektale Anastomose) erfolgen. Dies ist jedoch ungünstig, da in dieser Situation das verbleibende Rektum oft zum schwer behandelbaren Entzündungsherd wird. Für schwerkranke oder ältere Patienten ist eine Proktokolektomie mit einem endständigen Ileostoma oftmals die günstigere Wahl.

Mögliche Komplikationen

Die Operationstechniken und das perioperative Management haben sich in den letzten Jahren deutlich weiterentwickelt, sodass die Sterblichkeit in Zusammenhang mit einer Operation unter einem Prozent liegt. Auch die Zahl der postoperativen Komplikationen ist deutlich rückläufig. Dennoch können sich möglicherweise Verengungen (Strikturen) ausbilden, insbesondere an den Stellen, an denen die Darmenden miteinander verbunden werden. Dies wird Anastomosenstenose genannt. In der Folge können ein septischer Verlauf mit systemischer Entzündungsreaktion, bei dem zumeist eine intensivpflichtige Situation vorliegt, ein Pouch-Versagen mit Verdauungsstörungen und funktionellen Problemen bis hin zur Inkontinenz und sexuelle Dysfunktionen auftreten. Gerade die Inkontinenz ist ein sehr gefürchtetes Problem, da bei den Proktokolektomien die Operationsverfahren sehr nahe am analen Schließmuskel ansetzen.

OP GESCHAFFT, PATIENT AM ENDE

Die OP dauerte mit allem Drum und Dran fünf oder sechs Stunden und danach dauerte es noch einmal fast einen Tag, bis ich mich einigermaßen von der Narkose erholt hatte.

Am nächsten Tag kam der Chirurg zu mir, ein toller Mensch, sehr erfahren und auf diesem Gebiet der Chirurg schlechthin. Mein Gastroenterologe hatte den Kontakt damals mit dem Hinweis hergestellt: »Der Mann ist der Beste für die erforderliche OP.« Klar habe ich mich auch selbst umgehört, wer sonst so alles solche Eingriffe macht. Aber hey, ich kam ins Krankenhaus kurz vor knapp. Daher vertraute ich letztendlich meinem Facharzt und folgte seinem Rat. Es war im Endeffekt die richtige Entscheidung. Der Professor ist Arzt aus Leidenschaft. Er ist zwar schon über 70, aber das war in diesem Fall eher ein Vorteil. Er hatte schon alles erlebt, war erfahren und routiniert.

Jetzt saß dieser Chirurg an meinem Bett und meinte: »Es war wirklich höchste Zeit, mein Lieber, gut, dass wir operiert haben.« Ich erfuhr, dass man mir nicht wie geplant nur einen Teil, sondern den kompletten Dickdarm herausgenommen hatte, weil er so entzündet war, dass das Gewebe schon schwarz war. Und dass das Reststück zur »Wiederherstellung« so kurz wäre, dass wir, wenn es so weit wäre, nur einen einzigen Versuch hätten, den Ausgang wieder rückzuverlegen. »Für mehr war nach dem Eingriff einfach nicht mehr genug Gewebe da«, meinte der Chirurg und fügte dann noch hinzu: »Ich hab alles für Sie fotografiert und zeige es Ihnen in den nächsten Tagen.« Ich war kurz irritiert. Hatte er wirklich in den offenen Bauch fotografiert? Wie sieht das aus? Ein Chirurg holt sein Handy raus und knipst beim Operieren? Allein die Vorstellung bereitet mir Bauchschmerzen. Aber ich hatte nicht viel Zeit darüber nachdenken, denn er wurde gleich wieder ernst. »Setzen Sie sich mal hin, ich helfe Ihnen.« Ich hatte vor jeder Bewegung unheimlich Angst. Aber er meinte. »Wenn Sie stehen können, dann können Sie auf die normale Station.« Nichts wollte ich lieber als das. Eine Intensivstation rettet Menschen, aber sie kann einen auch in den Wahnsinn treiben. Warum war es verdammt noch mal so laut hier. Ständig piepte etwas. Nachts konnte ich die Gespräche der Schwestern und Pfleger hören. Aber solange ich nicht wieder halbwegs stabil war, musste ich dortbleiben. Der Professor half mir, mich aufzurichten. Aber kaum saß ich, wurde mir schwindelig. Da ging erst mal gar nichts. Mein Kreislauf war komplett im Keller …

Die Erholungsphase war dann echt eine Strapaze. Weil meine Blutwerte immer noch so schlecht waren, bekam ich zwei Bluttransfusionen. Viel schlimmer war für mich aber das, was da jetzt an meinem Bauch hing. Ich konnte ewig nicht hinschauen, obwohl meine Mutter meinte: »Das sieht gar nicht so schlimm aus, da ist nur ein kleines rotes Löchlein, durch das man ein bisschen Darm sieht«. Aber es half nichts, ich habe es einfach nicht geschafft. Es war wirklich ein langer Prozess, bis ich mich damit abfinden und annehmen konnte, dass dieses Teil da unten von nun an ein Teil von mir sein würde. Der Professor kam dann übrigens wirklich noch, um mir die Bilder zu zeigen, die er während der OP gemacht hatte. Er zog sie mit geradezu chirurgischer Begeisterung aus der Tasche: »Gucken Sie mal hier.« Aber mir wurde schon beim ersten Versuch, einen Blick darauf zu werfen, schwarz vor Augen. Auch hier waren meine Eltern mal wieder taffer. Sie haben mutig alles durchgeschaut. Hut ab!

Jeden Tag kam eine Stomaschwester, die den Beutel abgenommen, gereinigt und wieder angeschlossen hat. Immer wieder hat sie versucht, mir zu zeigen, auf was man dabei achten muss. Schließlich sollte, musste ich es irgendwann selbst machen. Aber ich war noch nicht bereit. Auch wenn es mir noch so unangenehm war, wie ich da im Bett lag, die Schwester an mir herumfummelte und meine Ausscheidungen entfernte: Ich konnte mich einfach noch nicht mit der neuen Situation arrangieren.

STOMA

Was ist ein Stoma, welche Anlagen gibt es und was muss man beachten?

Bei der operativen Versorgung im Rahmen einer Colitis ulcerosa ist häufig eine Stomaanlage erforderlich. Das Wort »Stoma« kommt aus dem altgriechischen und bedeutet »Öffnung« – und das erklärt eigentlich schon alles: Eine Stomaanlage ist eine künstliche Darmöffnung an der Bauchwand, um den fäkalen Fluss vorübergehend nach außen abzuleiten. Dadurch werden die operativen Nähte an den Verbindungen zwischen Blut- oder Lymphgefäßen beziehungsweise Nerven (Anastomosen) geschützt und ihre Heilung wird begünstigt.

Stomata werden, wenn sie sich auf Darmoperationen beziehen, entweder als Dickdarmstoma (Kolostoma) oder als Dünndarmstoma (Ileostoma) bezeichnet. Eine ältere Bezeichnung für Stoma ist Anus praeter (künstlicher Darmausgang). Folgende Stomaanlagen sind je nach Operationsverfahren möglich:

- Beim Kolostoma wird der Dickdarm an der Bauchwand verbunden (anastomosiert); bei der Colitis ulcerosa selten.
- Dünndarmstomata werden entweder temporär oder dauerhaft angelegt. Je nach gewähltem Operationsverfahren kann zum Beispiel ein endständiges Ileostoma angelegt werden.

Dabei wird der Dünndarm an der Bauchwand anastomosiert, sodass sich der gesamte fäkale Fluss über die Öffnung entleert. Diese Form des Stomas kann mit einem sogenannten Dünndarm-Kock-Pouch kombiniert werden. Dieser wird dann gewählt, wenn das endständige Stoma als langfristige Lösung geplant ist, da mit ihm aufgrund der Reservoirfunktion eine teilweise Kontinenz möglich ist. Ist das endständige Stoma nur vorübergehend geplant, wird kein Pouch angelegt.
- Ein doppelläufiges Ileostoma kann alternativ zum endständigen Stoma angelegt werden und entlastet dieses teilweise. Dazu wird eine Doppelschlinge an die Bauchwand als Stoma angelegt, bei der vorübergehend der größte Teil des fäkalen Flusses nach außen abgeleitet wird, um dadurch eine tiefer gelegene Darmanastomose temporär ruhigzustellen und zu schützen. Doppelläufige Stomata werden zumeist nach sechs bis zwölf Monaten zurück verlagert.

Über das Stoma wird eine Halteplatte auf die Bauchwand geklebt, an der dann ein Beutel fixiert werden kann, der den Darminhalt aufnimmt. Interessanterweise ist ein Stoma nicht schmerzhaft, da Darmwand und -schleimhaut keine Schmerzen empfinden können. Bei Schmerzen handelt es sich meistens um entzündliche Schmerzreaktionen in der Umgebung des Stomas.

Jedes Stoma benötigt individuelle Versorgung und spezielle Pflege, sodass der Stomaträger zunächst von einer Stomaschwester in die Versorgung eingewiesen wird. Sofern notwendig, wird die Stomaschwester auch im Verlauf die Versorgung und Pflege des Stomas mitbetreuen.

In Deutschland leben aktuell ca. 100 000 Stomaträger. Die wenigsten haben ihr Stoma aber aufgrund einer chronisch entzündlichen Darmerkrankung. Grund ist meist eine Krebserkrankung.

ECHT AM ARSCH

Ich lag über sechs Wochen im Krankenhaus. Nicht nur, dass ich mir nicht selbst den Beutel abnehmen konnte. Mein Kreislauf war auch total im Eimer. Wenn ich aufstehen und mich bewegen wollte, kippte ich zuverlässig um. Und als wäre das alles noch nicht genug, fing ich mir auch noch einen Husten ein. Frisch operiert mit einem Loch im Bauch zu husten, das war der blanke Horror. Denn beim Husten verkrampft der ganze Bauch. Dabei durfte ich meinen Bauch überhaupt nicht belasten. Nicht anspannen, nicht einfach wie sonst auch aus dem Bett aufstehen, sondern nur vorsichtig runterrollen, nur noch auf dem Rücken schlafen, maximal auf der Seite … Mir ist echt ein Wahnsinnsstein vom Herzen gefallen, als der Husten wieder verschwunden war.

Die Sache mit der Luft dauerte dagegen länger. Bei der OP wird mehrmals Luft in den Bauchraum geblasen, um den Dickdarm bestmöglich freilegen zu können. Das meiste davon wird nach der OP wieder abgesaugt, aber ein bisschen bleibt immer im Körper und dieser Rest muss erst mal wieder rauskommen. Aber weil die Luft nicht wie sonst im Darm oder Magen ist, kann man sie nicht einfach rausrülpsen oder -pupsen. Die »freie Luft« oder Pneumoperitoneum, wie sie in der Fachsprache heißt, wird erst nach und nach über die Darmwand wieder in den Blutkreislauf aufgenommen und kann dann ausgeatmet werden. Das dauerte bei mir bestimmt zwei Wochen – und die erschienen mir wieder einmal unendlich lang.

Ich sollte mich zwar schonen, aber geschont hat man mich im Krankenhaus nicht. Eine Physioschwester zeigte mir ziemlich bald schon, wie ich meine Schließmuskulatur durch Beckenbodentraining trainieren konnte. Und sie machte dabei von Anfang an deutlich: Wenn ich später nicht unter Stuhlinkontinenz leiden wollte, müsste ich am Ball bleiben. Schließlich hätten besagte Muskeln bei mir jetzt erst mal eine längere »Auszeit«.

Als Sportler wusste ich natürlich, dass Muskeln nur dann stark sind, wenn man sie regelmäßig beansprucht, und dass sie erschlaffen, wenn man das nicht macht. Use it or lose it. Ehrlich gesagt habe ich das Beckenbodentraining gerade am Anfang trotzdem ab und zu sausen lassen. Es fiel mir einfach schwer, mich zu dieser Art »Rentnersport« aufzuraffen. Obwohl selbst die Minibewegungen bei meiner Verfassung ziemlich anstrengend waren. Nach einer Weile ging es aber besser und irgendwann habe ich dann automatisch immer, wenn ich zum Beispiel irgendwo warten musste, meine Beckenbodenübung gemacht.

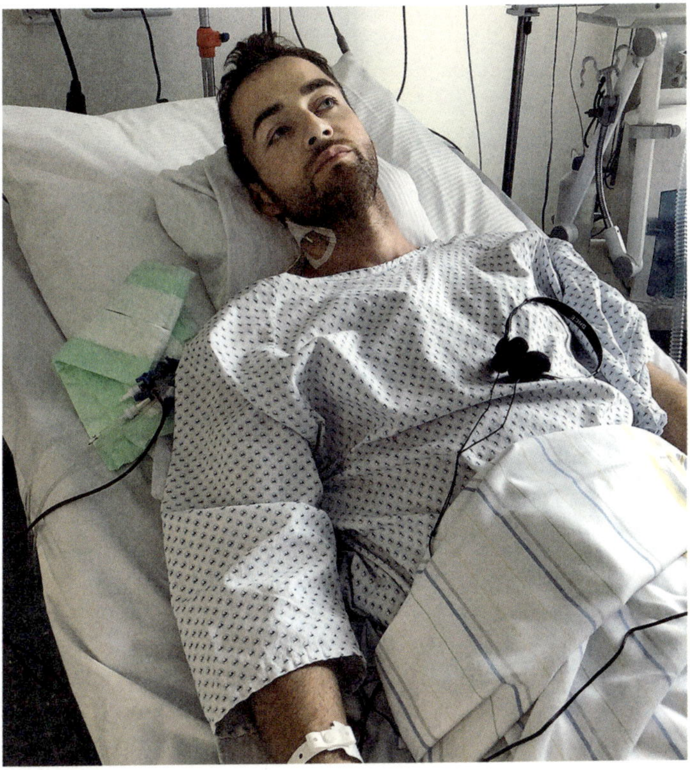

IMMER NEUE PROBLEME

Vor der OP hatte ich lange nicht mehr richtig gegessen. Ich konnte ja nichts bei mir behalten und hatte daher nicht zuletzt krass an Gewicht verloren. Statt wie früher 85 brachte ich in der schlechtesten Phase im Krankenhaus gerade noch 58 Kilo auf die Waage. Jetzt aber überkam mich ein regelrechter Fressflash. Ich hatte einen richtigen Jieper auf Sachen, die ich vorher nicht essen konnte, und stopfte über Wochen so ziemlich alles in mich hinein, worauf ich gerade Lust hatte: Süßigkeiten, Burger, Croissants, irgendwelches fettes Zeug. Ich habe mir von allen, die mich besucht haben, etwas mitbringen lassen – und natürlich haben mir alle diesen Wunsch erfüllt, weil sie sich freuten, dass ich wieder essen konnte.

Ich hörte nicht mal auf zu futtern, als ich irgendwann begonnen habe, nach dem Essen zu brechen. Ich hatte einfach kein Maß dafür, wann genug war. Da war nichts, was mich gebremst hätte. Ich schob es auf den Stress in der Klinik, aber auch als ich schon wieder zu Hause war, weil ich einigermaßen klar mit mir kam, und mit Unterstützung des ambulanten Stomadienstes die Sache mit dem Beutel langsam in den Griff bekam, hörte das Brechen nicht auf. Es ging mir richtig schlecht. Also wieder zum Arzt – und an das, was der damals nach der Untersuchung zu mir sagte, erinnere ich mich, als wäre es gestern gewesen: »Herr Stehler, Sie sind wirklich eine Wundertüte. Ich weiß echt nicht mehr, was ich machen soll. Jetzt ist Ihr Dickdarm raus und dafür sind jetzt Ihre Speiseröhre und Ihr Dünndarm entzündet.« Ich fiel aus allen Wolken. »Das war's«, dachte ich. »Ende Gelände«. Kurz stand damals auch im Raum, ob ich womöglich doch keine Colitis ulcerosa hätte und man mir den Dickdarm am Ende umsonst rausgenommen hätte. Aber auch wenn erst einmal alles dafürsprach, waren sich die Ärzte sicher, dass es aufgrund der Zellstruktur keine andere chronische Darmentzündung sein konnte. Woher die neuen Entzündungen kamen, konnte allerdings keiner sagen.

ÄHNLICHE ERKRANKUNGEN

Welche chronisch entzündlichen Darmerkrankungen gibt es noch und wie unterscheiden sie sich von Colitis ulcerosa?

Die Symptome der Colitis ulcerosa ähneln denen des Morbus Crohn, der ebenfalls einen schubweisen und langfristigen Verlauf zeigt. Zur Abgrenzung sind eine endoskopische und eine feingewebliche Untersuchung nötig. Colitis ulcerosa ist zudem vergleichbar zu den ähnlich verlaufenden mikroskopischen Kolitiden (kollagene und lymphozytäre Kolitis), wobei hier Blutbeimengung im Durchfall allenfalls als Kuriosität auftreten. Feingeweblich lassen sich die Erkrankungen gut abgrenzen.

Infektiöse Darmentzündungen haben ebenfalls ein ähnliches Beschwerdebild, lassen sich aber aufgrund des akuten Charakters der infektiösen Erkrankungen gut unterscheiden. Weitere ähnliche Erkrankungen sind die Colitis nach Bestrahlung des Bauchs (Strahlenkolitis), bei Durchblutungsstörungen (ischämische Colitis), nach operativer Ruhigstellung einzelner Darmschlingen (Diversionskolitis), Geschwürbildung im Enddarm (schwere Verstopfung/Ulcus recti simplex), immunologische Abstoßungsreaktionen (Graft versus Host Disease), Divertikulitis (Unterscheidung in Koloskopie und CT), medikamentöse Colitis und weitere Erkrankungen wie Immundefizienz (CVID), Nahrungsmittelintoleranzen oder Reizdarmsyndrom.

DER WENDEPUNKT

Tatsächlich war diese Diagnose damals der Wendepunkt für mich. Ich wusste: »Du musst jetzt was machen, du willst nicht sterben. Man kann dir keine Speiseröhre und keinen Dünndarm rausnehmen. Das ist nicht wie beim Dickdarm, ohne die kannst du nicht leben. Du musst jetzt einfach aktiv werden, egal wie schmerzhaft das ist.«

Zum Glück ist die Sache nicht chronisch geworden und heute habe ich diesbezüglich keinerlei Probleme mehr. Ich bin mir ganz sicher, dass das auch daran lag, dass ich endlich die Reißleine gezogen und selbst Verantwortung übernommen habe. Ich habe mein Essverhalten und überhaupt meinen ganzen Lebensstil verändert und gelernt, meinen Körper ganz anders zu spüren. Heute gibt es Momente, da sitze ich im Auto und merke: »Hey, du mutest dir gerade mal wieder zu viel zu.« Und dann tue ich was dagegen. Denn ich will nie wieder dahin kommen, wo ich vor und nach der ersten OP war. Ich bin froh darüber, wo ich gerade bin. Ich habe nur noch ein paar kleine Narben, die mich an alles erinnern. Klar, mein Stuhlgang hat sich verändert, ich muss weiterhin Tabletten nehmen, damit er eindickt. Aber damit kann man gut leben – wobei ich auch das erst mal lernen musste ...

Erst einmal hieß es, mit der Situation klarzukommen und das war am Anfang echt schwer. Diese vielen traurige Stunden im Ungewissen: Wann kann man das zurückbauen und kann man es überhaupt zurückbauen? Denn da ist ja immer noch ein »ob«. Und an diesem »ob« hatte ich wahnsinnig zu knabbern.

Ich habe ein Dreivierteljahr gebraucht, bis ich sagen konnte: »Das ist kein Fremdkörper und ich bin dem Ding da unten nicht böse, sondern dankbar. Wer weiß, ob ich ohne überhaupt noch leben würde.« Genau dieses Gefühl muss man entwickeln, um mit dem Beutel klarzukommen und nicht jeden Tag in ein Loch zu fallen. Was mir dabei unglaublich viel geholfen hat, war letztendlich, darüber zu reden. Es als normal darzustellen. Es nicht als peinlich zu empfinden, dass da zum Beispiel mal ein Geräusch rauskommt. Am Anfang war mir das wahnsinnig unangenehm. Du bist unter Leuten und plötzlich fragt einer: »Was war das denn jetzt?« Daran hatte ich echt zu knabbern und es war ein langer Weg. Vor allem aber musste ich erst einmal schauen, dass ich überhaupt wieder auf die Beine kam …

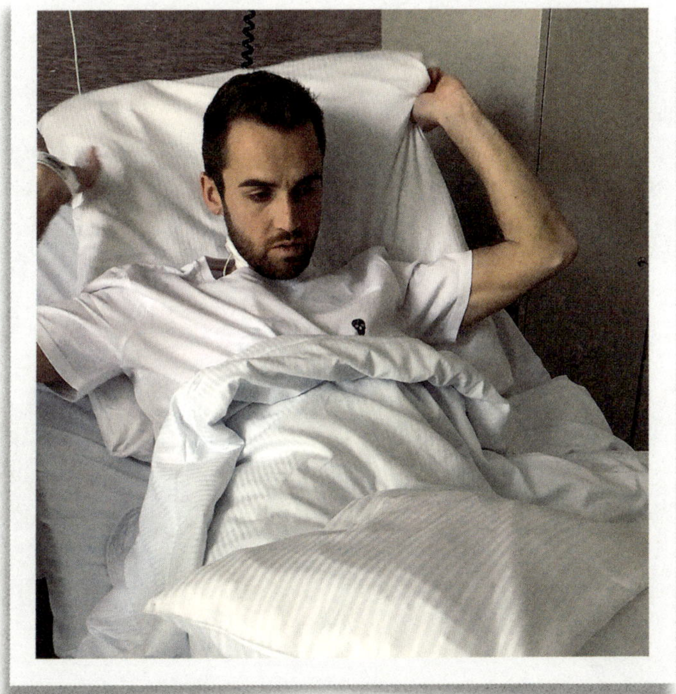

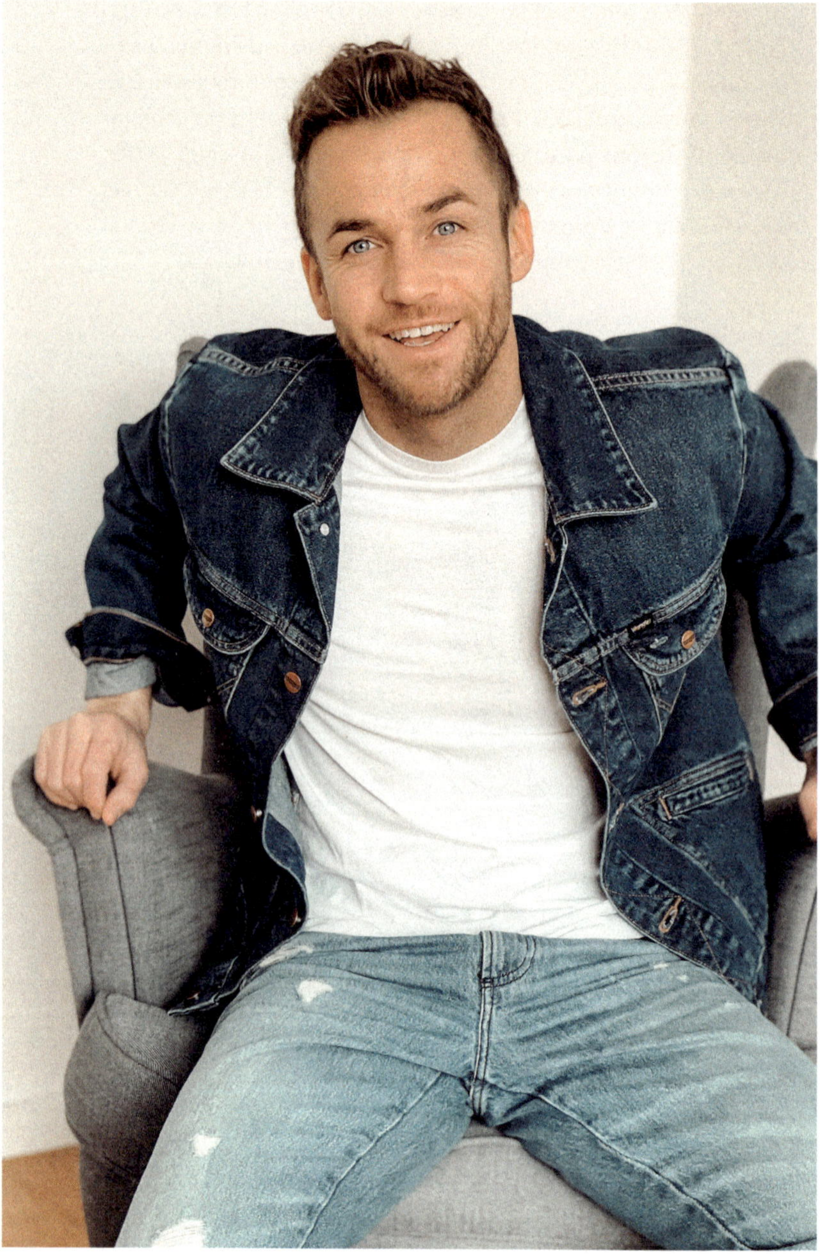

Aus eigener Kraft zurück ins Leben

Wenn die Medizin nicht mehr weiterweiß, gibt es eigentlich nur zwei Möglichkeiten: aufgeben oder selbst nach Lösungen suchen. Ich entschied mich für Letzteres …

»WUNDERMITTEL« ERNÄHRUNG

Klar, den Spruch »Du bist, was du isst«, kannte ich. Aber ich hätte nie gedacht, dass sich die Ernährung so stark auf das Befinden auswirkt …

Nach der ersten OP habe ich viel auf Social Media geteilt und erhielt daraufhin eine unglaubliche Welle an Feedback. Von einem Tag auf den nächsten bekam Instagram dadurch für mich einen völlig anderen Wert. Früher war es eine reine Zeigeplattform: Das kann ich, das bin ich, das habe ich geschafft! Ich sah meine Aufgabe darin, andere zu motivieren, sich fit zu halten, ihren Körper aufzubauen und gesund und leistungsfähig durchs Leben zu gehen. Alles ganz locker nach dem Motto: Schaut mal her, wie man es gut machen kann. Jetzt dagegen gab mir Instagram auf einmal etwas zurück. Ich konnte plötzlich selbst etwas für mich mitnehmen, indem ich mit meiner Community interagierte – und zwar nicht nur, indem ich sagte: »Hey, dies war geil oder das eher blöd.« Stattdessen fragte ich einfach ganz direkt in die Welt hinaus: »Meine Ärzte meinen, da geht nichts mehr. Kann mir jemand von euch sagen, was ich noch machen kann, damit es mir besser geht?« Die Resonanz hat mich wirklich überwältigt. Tatsächlich war unter meinen Followern immer jemand, der etwas dazu wusste oder zumindest wieder irgendwen anderes kannte, der mir weiterhelfen konnte. Für mich, der bis dahin immerhin schon ca. sieben Jahre Geld mit Social Media verdient hatte, war das echt ein Wendepunkt. Mein persönlicher Gamechanger. Ich habe gemerkt: Du musst nicht immer nur das machen, was gut ankommt, sondern kannst auch über solche Sachen reden, die nicht so geil sind.

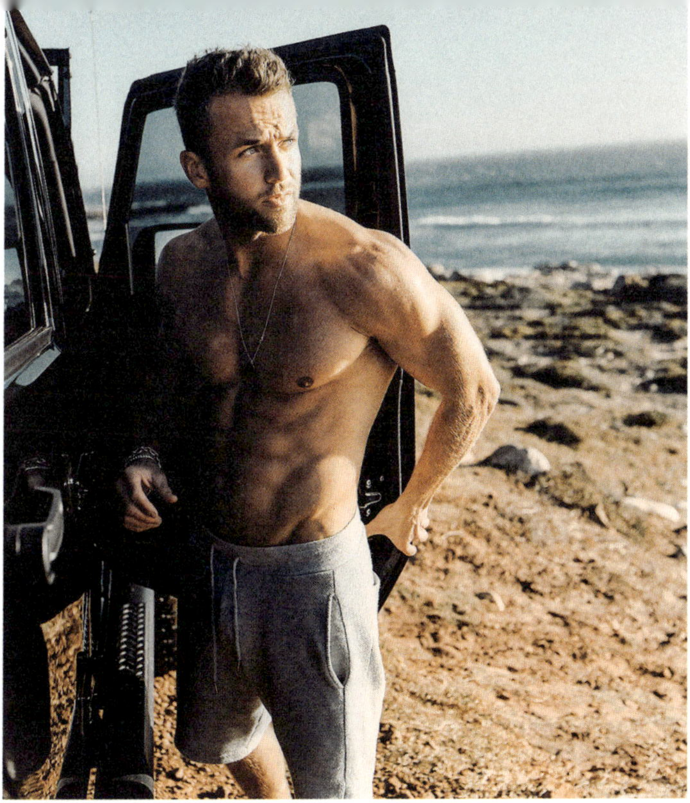

Bevor ich meine erste OP hatte, war gerade meine Fitness-App ins Laufen gekommen. Ich hatte tausende angemeldete User, die meinen Fitnessplan durchzogen. Ich war natürlich super stolz auf das, was ich erreicht hatte. Doch in der schlimmen Phase der Krankheit konnte ich nichts mehr posten. Ich wusste, wie wichtig es war, die Leute bei der Stange zu halten. Sie brauchen dich als Vorbild und ich war damals ein echt guter Motivator. Aber im Krankenhaus war nichts mehr mit oberkörperfrei und Bodyposten. Da habe ich erst mal richtig viele Follower verloren. Ich hatte im doppelten Sinn Existenzängste. Auf der einen Seite habe ich um mein Leben gebangt, auf der anderen Seite dachte ich: »Wenn ich es schaffe, kräht kein Hahn mehr nach mir und ich werde nie mehr im Leben eine Rolle bekommen.« Ich hatte alles dafür hingeschmissen, mir den Traum vom Leben vor der Kamera zu erfüllen. Und in diesem Moment drohte dieser Traum zu platzen. Es hat ungefähr drei Monaten gedauert, bis ich erkannte, dass ich es trotz allem schaffen könnte, angesagt zu bleiben. Mehr noch: Ich erkannte, dass die Follower, die geblieben, und die, die dazugekommen waren, mir viel mehr gaben. Denn das waren und sind Leute, die wirklich auf Inhalte achten. Die darauf schauen, was ich unter meine Bilder schreibe, und nicht nur auf meine Oberarme. Während der Wochen, die ich im Krankenhaus liegen musste, hatte ich viel Zeit, alle Kommentare zu lesen und die Informationen für mich zu ordnen. Ich habe mir richtige Listen angelegt, Nachrichten kopiert und die wichtigsten Sachen und Links rausgezogen. Und dabei merkte ich ziemlich schnell, dass eine Sache irgendwie immer eine Rolle spielte: die Ernährung. Mein Interesse war geweckt, denn mir leuchtete ein, dass der Darm ja mit allem, was wir essen, direkt in Berührung kam. Also begann ich tiefer in die Materie einzusteigen.

Ich frage mich heute manchmal, warum ich nicht schon viel früher auf die Sache mit der Ernährung gekommen bin. Aber manchmal muss eben erst was passieren, das den Stein ins Rollen bringt.

Eigentlich war ich immer der Meinung, ich würde mich ziemlich gesund ernähren. Statt Fastfood, Fertiggerichten und Süßem gab es bei mir so gut wie jeden Tag die typische Sportler- oder Pumpermahlzeit: Hähnchen, Reis und Gemüse. Gut, gerade während der Ausbildung und auch noch in Saarbrücken war mir in erster Linie wichtig, dass Essen schnell ging und mich einfach mit den Nährstoffen versorgte, die ich brauchte. Da habe ich ehrlich gesagt nicht wirklich auf die Qualität geguckt. Das hat sich aber mit der Zeit geändert und ich habe angefangen, nur noch Bio-Hähnchen zu kaufen. Ab da dachte ich immer: »Hey, du isst eigentlich nur Gemüse und weißes Fleisch und dann noch bio. Alles gut, mehr geht nicht.«

Dann kam der Punkt, an dem es immer schlimmer wurde. Erst dachte ich: »Okay, lass doch mal die Milch weg. Vielleicht hast du ja eine Laktoseintoleranz.« Also habe ich eine Zeit lang auf Proteinshakes und den ganzen anderen Kram verzichtet und überhaupt keine Kuhmilcherzeugnisse mehr gegessen. Das hat aber nichts gebracht, genauso wenig wie andere Weglass-Diäten, die ich danach noch ausprobiert habe. Alles, was ich aß, bekam mir irgendwie gleich schlecht und es war völlig egal, ob ich auf irgendwas verzichtet habe oder nicht. Heute kann ich sagen: »Klar, das dauert ja auch alles seine Zeit, bis so eine Umstellung Wirkung zeigt. Das geht nicht von einem Tag auf den anderen.« Das habe ich aber erst im Zuge meiner ganzen Therapien gelernt. Damals war ich nur frustriert, dass nichts half, und am Ende bin ich deswegen einfach bei meiner gewohnten Ernährung geblieben.

GAMECHANGER UND ANDERE ERKENNTNISSE

Nachdem mein Dickdarm raus war, hatte ich dann kurz nach der OP dieses wahnsinnige Verlangen nach all den Sachen, die ich jahrelang weggelassen habe, weil ich als Model und vor der Kamera eine gute Figur machen wollte. Ich hatte so einen Heißhunger auf Burger und Süßigkeiten, du glaubst es nicht! Und weil ich dachte: »Hey, du musst eh zunehmen«, begann das große Fressen. Erst als ich im Zuge der ganzen Brecherei erfuhr, dass die Entzündung sich auf Speiseröhre und Dünndarm ausgebreitet hatte, kam die Zeit des Umdenkens. Die Ärzte wussten nicht mehr weiter, nichts entsprach der Regel, alles lief anders als sie gedacht hatten. Dann stand auch noch plötzlich die Frage im Raum, ob ich vielleicht doch nicht Colitis ulcerosa, sondern Morbus Crohn hätte …

Bei mir war damals der Punkt erreicht, in dem sich quasi ein Schalter umgelegt hat. Ich erkannte: Die OP war zwar meine Rettung, aber sie war nicht die Lösung des Problems. Ich war gleichzeitig wütend und absolut am Boden, dass mir ganz offensichtlich nicht zu helfen war. Aber ich wollte auch nicht einfach aufgeben, so ein Typ bin ich nicht. Also fragte ich mich, was ich selbst machen könnte, damit es mir besser ginge. Und auch um meinen Körper für die nächste OP vorzubereiten. Denn ich hatte ja ein festes Ziel: Der Beutel sollte kein Dauerzustand bleiben.

Im Zuge meiner Eigenstudien erfuhr ich, dass es nicht nur darauf ankam, wie viel Fett, Proteine und Kohlenhydrate, Vitamine und Mineralstoffe im Essen steckten, sondern dass da noch jede Menge andere Stoffe eine Rolle spielten, über die ich mir bisher keine Gedanken gemacht hatte. Ich las, dass es sogar Lebensmittel gab, die Entzündungen anfeuern oder sie »löschen« können. Da war vieles echt Neuland für mich.

Schon relativ am Anfang kam mir auch ein Bericht in die Finger, in dem stand, dass verschiedene Zusatzstoffe, zum Beispiel Konservierungsstoffe, maßgeblich an meiner Krankheit beteiligt wären. Die Darmschleimhaut würde diese Stoffe nicht kennen, weil sie kein natürlicher Nahrungsbestandteil wären. Und deshalb würde sie quasi sagen: »Hey, Vorsicht, was ist das? Davor schütze ich den Körper lieber mal.« und daraufhin eine Entzündung auslösen. Denn so eine Entzündung, auch das wusste ich bis dahin nicht, soll eigentlich Krankheitserreger oder Schadstoffe beseitigen. Sie ist im Grunde für den Körper also total sinnvoll.

Ich las weiter, dass es natürlich viele Leute mit einem ganz robusten Darm gibt, denen Konservierungsstoffe und andere Zusätze in Lebensmitteln absolut nichts ausmachen. Aber wenn jemand anfällig wäre, so wie ich, könne die ganze moderne Ernährung Krankheiten wie Colitis ulcerosa unglaublich vorantreiben – und unter Umständen können sie sogar überhaupt erst dadurch ausgelöst werden.

VERZICHT ALS GEWINN?

Als ich aus dem Krankenhaus entlassen wurde, wollte ich mein neu erworbenes Wissen natürlich sofort umsetzen und versuchen, Konservierungsstoffe zu umgehen. Das war gar nicht so leicht, denn je mehr ich mich mit dem Thema beschäftigte, desto öfter stellte ich mir die Frage, was ich überhaupt noch essen konnte. Egal, auf welche Verpackung ich schaute: Konservierungsstoffe, Emulgatoren und irgendwelche E-Nummern standen so gut wie immer auf der Zutatenliste.

»Krass, wenn ich das alles weglasse, was kann ich denn überhaupt noch essen?«, schoss es mir durch den Kopf. Trotzdem habe ich versucht, mich daran zu halten, obwohl ich durchgehend schlechte Laune hatte und oft im Supermarkt mit den Tränen gekämpft habe.

Auf Netflix habe ich dann die Doku »The Gamechangers« entdeckt, ein Film über vegane Ernährung im Spitzensport. In der Doku antwortete Patrik Baboumian, einer der stärksten Männer Deutschlands, jedoch einmal auf die Frage, wie er, ohne Fleisch zu essen, so stark sein könne wie ein Ochse, ob man jemals einen Ochsen Fleisch fressen gesehen habe. »Krass, das stimmt«, dachte ich. Aber ich war unsicher, ob die Tiere Pflanzen nicht ganz anders verstoffwechseln. Außerdem futtert so ein Ochse ja auch deutlich mehr als unsereins.

Mir war klar, dass man bei vielen Infos vorsichtig sein und sie hinterfragen muss. Denn auch hinter der veganen Bewegung steckt ja eine Riesenindustrie. Andererseits hat mich viel von dem, worum es ging, intuitiv angesprochen. Und es deckte sich mit Dingen, die ich zuvor schon gelesen hatte. Was besonders bei mir hängen blieb: Fleisch fördert Entzündungen! Und das hieß für mich logischerweise: »Ab heute lebe ich fleischlos.« Ich. Gebe ganz ehrlich zu, dass ich am Anfang Bedenken hatte, das zu schaffen, denn ich konnte mich bis dahin nur an ganz wenige

Tage erinnern, an denen ich kein Fleisch gegessen hätte. Ich wollte ja früher immer schnelle Trainingserfolge erzielen und habe mich daher ganz bewusst sehr eiweißreich ernährt: zwei Gramm Protein pro Kilo Körpergewicht am Tag, so schaffst du optimale Voraussetzungen fürs Muskelwachstum. Bei meinen 80 Kilo kam ich so am Tag auf 160 Gramm Proteine. Darauf habe ich immer geachtet und deshalb gab es bei mir auch immer Fleisch.

Spätestens jetzt aber war für mich klar: Wenn ich einen entzündungsanfälligen Körper habe, sollte ich doch alles, was Entzündungen fördert, weglassen. Auch Fleisch! Das hat für mich einfach total Sinn gemacht – auch wenn sich das vielleicht nicht sofort nachmessen ließ. Aber hier ging es um mein Leben und daher wollte ich es einfach versuchen.

Zwischen der ersten und der zweiten OP bin ich jede zweite Woche knapp fünf Stunden von Berlin bis nach Hessen gefahren, weil ich dort einen Allgemeinarzt ausfindig gemacht hatte, der sich auch in Alternativmedizin auskannte. Bei ihm habe ich eine sogenannte Mi2.vie-Therapie gemacht, bei der über kleine Applikatoren Elektroimpulse gesetzt wurden, die die Mitochondrien in den Zellen stimulieren sollten. Gleichzeitig erhielt ich intravenös hochdosierte Vitamine und Stoffe, die Schwermetalle und andere Giftstoffe aus meinem Körper ausleiten sollten. Man kann sich über die Wirkung streiten, aber ich hatte das Gefühl, es hat mir geholfen, und habe es daher eine ganze Weile lang gemacht. Allerdings war die Fahrerei recht stressig. Und so war ich froh, als mich eines Tages eine Frau anschrieb, die auf meinen Social-Media-Kanälen von meiner Mi2.vie-Therapie erfahren hatte und mich ganz verwundert fragte, warum ich dazu so weit fahren würde, wenn es das doch auch in Berlin gäbe … Ich habe die Behandlung aber nach gut einem Jahr beendet, weil ich nach dieser Zeit einen ganz anderen Stand hatte und wieder viel stabiler war.

Der Mi2.vie-Therapeut empfahl mir auch, verschiedene Bluttests zu machen, um herauszufinden, warum in meinem Körper immer wieder Entzündungen entstehen. Dabei kam unter anderem heraus, dass ich einen Candida-Pilz im Darm hatte und an einigen Nahrungsmittelunverträglichkeiten litt, von denen ich bis dahin nichts gewusst hatte. Laktoseintoleranz war übrigens nach wie vor nicht dabei. Ich war platt, denn ich konnte doch vorher alles essen. Zumindest hatte keiner meiner »Selbstversuche«, auf irgendetwas zu verzichten, Besserung gebracht. Wenn man's genau nimmt, konnte ich also alles nicht essen.

Ich war aber zum Beispiel immer schon ein großer Fan der asiatischen Küche. Bei dem Test kam jedoch heraus, dass ich Sojasprossen nicht gut vertrage und auch auf Glutamat reagiere – beides steckt in vielen Asiagerichten. Auch Shrimps und Kiwis wären nichts für mich, meinte der Therapeut. Und weil der Bluttest auch eine Glutensensitivität ergeben hätte, riet er mir gleich noch, in Zukunft auch kein Brot oder Gebäck aus Weizen mehr zu essen, wenn ich die ganze Sache richtig angehen wolle.

Ich fiel aus allen Wolken. Noch nie hatte jemand geschaut, ob ich irgendetwas nicht vertrug oder eine Allergie hatte. Bisher hatten die Ärzte mir immer gesagt, ich könnte im Prinzip alles essen und solle allenfalls auf eine ausgewogene Ernährung achten und auf Rohkost lieber verzichten, weil sie so schwer verdaulich wäre und der Darm damit unnötig viel zu tun hätte. Ein Steak ab und zu aber könnte nicht schaden, damit ich zu Kräften käme. Im Nachhinein muss ich mir wirklich selbst an die Nase fassen, dass ich nie weiter darüber nachgedacht habe. Was ein Schulmediziner sagt, ist nicht automatisch Gesetz. Er weiß, was er macht, aber er geht nicht unbedingt ganzheitlich an eine Sache heran. Und deshalb wird nicht immer alles gecheckt, was gecheckt werden kann. Das sollte jetzt anders werden: Ich wollte mich auf neues Terrain wagen und das erste Mal auch alternative Heilverfahren mit einbeziehen.

CHILLEN AUF REZEPT?

Ich kann mich auch noch erinnern, wie mein Arzt mich damals zur Seite genommen hat und meinte: »Ich weiß nicht genau, wie ich es sagen soll. Aber die meisten meiner Patienten kiffen. Und sie haben alle weniger Symptome.« Erst war ich total perplex, weil dieser Arzt ansonsten ein superkonservativer Schulmediziner war und im Prinzip alles, was ich über die »normale« Therapie hinaus ausprobiert habe, belächelt hat. Aber ich habe mich schnell wieder eingekriegt. Er musste mir gar nichts sagen. Allein, dass es den anderen Patienten besser ging als mir, war für mich ein Grund, das auszuprobieren.

Er hat mir dann medizinisches Marihuana verschrieben, das ich in der Apotheke kaufen und aus eigener Tasche bezahlen musste. Ab da rauchte ich abends Gras, was echt eine komische Situation war, gerade für mich als ehemaligen Polizisten. Ich wollte mich aber von diesem inneren Zwiespalt nicht abbringen lassen, denn mein Selbststudium hatte ergeben, dass Marihuana nicht nur beruhigend, sondern auch schmerzlindernd und antientzündlich wirkt. Das liegt an den in ihm enthaltenen cannabinoiden THC und CBD, die direkt auf das Nervensystem einwirken. Aber auch an anderen Stellen im Körper gibt es Zellen und Zellbestandteile, die auf die Inhaltsstoffe ansprechen – unter anderem solche im Magen-Darm-Trakt.

Obwohl ich alles im Griff hatte, bin ich recht bald von Gras auf CBD-Tropfen umgestiegen, die hierzulande ganz legal sind und nicht high machen. Davon bin ich seitdem wirklich ein großer Fan und nehme sie regelmäßig ein. Außerdem helfen mir die Tropfen, nach einem anstrengenden Drehtag runterzukommen, was ich wichtig finde, weil Stress ja ebenfalls Entzündungen anheizt. Ich wurde sogar schon von einigen Herstellern angesprochen, ob ich auf Social Media nicht ihre Öle bewerben will.

KOMPLEMENTÄRE MEDIZINISCHE MASSNAHMEN

Welche Möglichkeiten jenseits der klassischen Schulmedizin haben sich bewährt, um Colitis ulcerosa zu behandeln und die Entzündungen im Zaum zu halten?

Zusätzlich zu den klassischen schulmedizinischen Maßnahmen werden häufig komplementäre oder alternative Therapien erfragt. Komplementär bezeichnet hierbei Maßnahmen, deren Wirksamkeit sehr oft in klinischen Studien bestätigt wurde und die daher zumindest teilweise den schulmedizinischen Maßnahmen zugerechnet werden. Im Gegensatz dazu bezeichnet der Begriff »Alternative Therapieverfahren« Verfahren, die anstelle einer schulmedizinischen Behandlung angewendet werden. Während die ausschließliche Anwendung alternativer Verfahren bei der Behandlung der Colitis ulcerosa eher ungünstig ist und die Entzündung zumeist nicht kontrolliert wird, sind die komplementären Maßnahmen teilweise hoch wirksam, sofern sie richtig angewendet werden.

Welche Maßnahmen haben sich bewährt?

Neben der klassischen medikamentösen und operativen Behandlungen der Schulmedizin kommen bei der Colitis ulcerosa verschiedene komplementäre Therapiemaßnahmen zum Einsatz. Manche davon, wie zum Beispiel Mind-Body-Verfahren (siehe Seite 174 ff.) oder Phytotherapie, also von Pflanzen abstammende Therapien, und Probiotika (siehe Seite 108 f.) sind sehr gut etabliert und in medizinischen Behandlungsleitlinien als wirksam erwähnt. Viele andere Therapieformen wie Naturheilverfahren, Nahrungsergänzungsmittel oder Traditionelle Chinesische Medizin beruhen eher auf Erfahrungswerten und helfen vor allem, die Lebensqualität zu steigern.

Pflanzliche Heilverfahren

Flohsamenschalen (Psyllium) haben nichts mit Flöhen zu tun, sondern sind die Samenschalen verschiedener Wegericharten und damit ein rein pflanzliches Produkt. Medizinisch bewertet sind Flohsamenschalen ein Präbiotikum und Stuhlregulans, da durch sie, sofern sie regelmäßig und mit ausreichend Wasser eingenommen werden, ein zu weicher oder zu harter Stuhl jeweils zu einer normalen Stuhlentleerung mit normaler Stuhltextur reguliert werden. Darüber hinaus haben Flohsamenschalen einen oftmals nicht ausreichend erwähnten präbiotischen Effekt, denn die wasserlöslichen Ballaststoffe in ihnen stellen ein ideales Bakterienfutter dar. Damit fördern Flohsamen die Ausbildung einer günstigen Darmflora. Sehr interessant ist auch, dass das Mikrobiom dahingehend verändert wird, dass vermehrt günstige, antientzündliche und schleimhautprotektive kurzkettige Fettsäuren (Butyrate) gebildet werden. Vermutlich trägt gerade dies zum günstigen Effekt der Therapie in der Remissionserhaltung bei. Die empfohlene Dosierung lautet: zweimal am Tag ein bis zwei gehäufte Teelöffel mit je 300 Milliliter Wasser.

In der Schubtherapie hingegen spielt der Flohsamen dagegen keine Rolle und im akuten Schub ist er aufgrund der gesteigerten Darmaktivität sogar eher ungünstig.

Myrrhe, Kamillenblütenextrakt und Kaffeekohle

Zu den medizinisch gesichert wirksamen pflanzlichen Präparaten zählt auch eine Kombinationstherapie aus Myrrhe, Kamillenblütenextrakt und medizinischer Kaffeekohle. Diese Kombinationstherapie ist als komplementäre Anwendung zum Beispiel begleitend zu einer Aminosalicylat-Therapie in der Remissionserhaltung stark wirksam. Das Präparat stärkt die Darmbarriere und verbessert so einen durchlässigen Darm (Leaky Gut). Zudem wirkt es an der Darmwand entzündungshemmend (antiinflammatorisch). Das Kombinationsprodukt wird in Tablettenform zwei- bis dreimal täglich eingenommen.

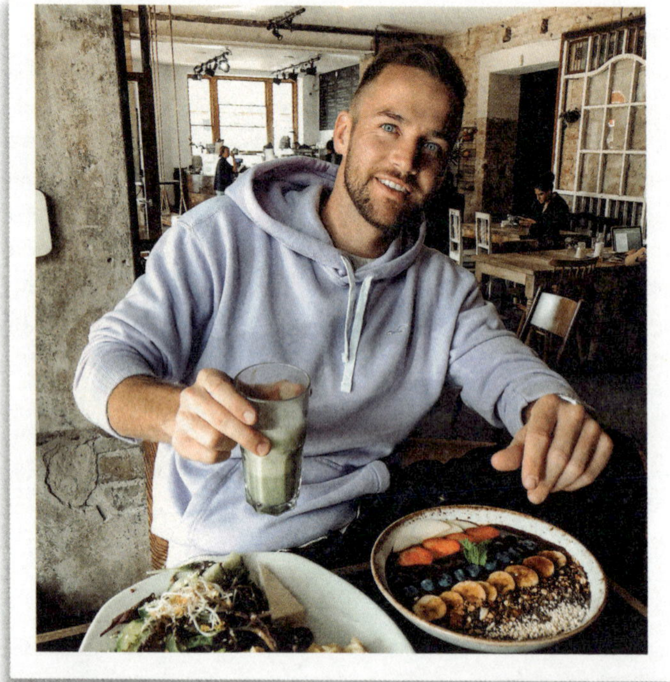

VERÄNDERUNG IST MÖGLICH

Nicht dass wir uns falsch verstehen: Meine Ärzte waren immer für mich da. Sie haben mir alles ermöglicht, was in ihrem Können und Wissen lag, und mir auch wirklich geholfen. Die haben es in ihrem Bereich top für mich gemacht und ich bin ihnen unendlich dankbar dafür. Aber es gibt mehr als nur die Schulmedizin und Fachgebiete, die Ärzte im Studium nicht lernen und mit denen sie sich deshalb oft einfach nicht beschäftigen. Das muss man sich klarmachen. Ärzte sind keine Götter in Weiß, sie können nicht deinen weiteren Lebenslauf bestimmen. Sie sind passionierte Menschen, deren Leidenschaft die Medizin ist. Aber sie agieren in ihrem Rahmen. Du solltest dich nicht auf alles verlassen, was sie sagen, nur weil es der klassischen

Lehrmeinung entspricht. Jeder Mensch ist anders und du musst schauen, dass du dich selbst mit deinem Körper und deinen Bedürfnissen wiederfindest. Dafür ist es wichtig, auch mal über den Beckenrand zu schauen und offen zu sein für mögliche Alternativen. Keiner sollte darauf vertrauen, dass der Arzt allein alles richtet. Er kann dir helfen, aber eben nur begrenzt handeln. Es geht um dein Leben, deshalb musst du auch selbst aktiv werden! Dein Körper spricht mit dir und was er sagt, das kannst nur du hören und fühlen. Ein Arzt kann zwar an bestimmten Symptomen erkennen, was dir fehlt, aber damit ist es auch schon vorbei.

Bei der Ernährung ist es dasselbe: Du merkst recht gut, was du verträgst – und was nicht. Du musst dazu nur lernen, es wahrzunehmen. Das ist keine Kunst, sondern dafür braucht es einfach Geduld, Zeit und Ruhe. Es gelingt nicht, wenn du immer nur einfach mal schnell nebenbei isst, wie es die meisten von uns gerne tun. Nach dem Motto: Der Körper braucht halt irgendwas zu futtern, damit alles läuft. Essen sollte viel mehr sein. Du solltest dir dazu Zeit nehmen und wahrnehmen, was du dir gerade Gutes tust. Ernährung ist Kraftstoff, nicht Füllstoff. Ich kann einen Hochleistungsmotor doch auch nicht mit dem billigsten Sprit betanken. Es gibt nicht umsonst die ganzen Benzinarten. Genauso können wir nicht einfach alles in uns reinschütten, nur damit unser Körper für kurze Zeit befriedigt ist. Stattdessen sollten wir uns Gedanken darüber machen, wie wir hohe Leistung erzielen können. Aber eben nicht nur in puncto Fitness mit Hühnchen und Reis, wie ich es getan habe, sondern auch im Hinblick auf den Darm. Auch dieser Gedanke war ganz wichtig für meine Entscheidung, meine Ernährung auf Dauer komplett umzustellen.

Anfangs habe ich mich dabei neben dem Fleischverzicht auch an dem Ergebnis des Blutbilds orientiert und total viel weggelassen – unter anderem Zucker, weil der »den Candidapilz

›füttert‹«, wie mir mein Therapeut mitteilte. Mit einem entzündeten Darm Süßigkeiten zu essen, sei außerdem »wie Benzin ins Feuer zu schütten«, meinte er. Das leuchtete mir ein. Ich habe auch früher schon nicht viel Zucker gegessen, wenn auch aus anderen Gründen. Süßes war für mich schon immer gleichbedeutend mit ungesund. Bloße Kalorien ohne weiteren Nährwert und dann auch noch schlecht für die Zähne. So gesehen fiel es mir auch nicht besonders schwer, jetzt darauf zu verzichten. Immerhin.

Aber als es dann noch hieß, dass bei Darmproblemen auch Hefe eher schlecht vertragen wird, war es aus. Kein Gluten bedeutet ja schon: Schluss mit Weizenbrot! Das war schwer genug, aber dass jetzt auch noch die Hefe im Brot tabu war, setzte mir echt zu. Es war ohnehin schon ein regelrechter Kampf, mich zu ernähren. Ich konnte nichts dagegen tun, dass ich immer mehr abnahm: Am Ende wog ich nur noch 56 Kilo. Das sah vielleicht aus! Und jetzt sollte ich noch immer mehr weglassen. War es denn nicht schlimm genug, dass ich einen Beutel mit mir rumtragen musste?

Im Nachhinein denke ich: Wie aufschlussreich kann ein Bluttest sein, wenn gerade dein Darm rausgenommen und die Darmflora mal hopplahopp um ein Vielfaches reduziert wurde. Wo man doch weiß, dass eine gestörte Darmflora unter anderem auch für Unverträglichkeiten verantwortlich sein kann. Bei mir hatten nicht nur Stress und Medikamente das Gleichgewicht der Darmbakterien aus der Balance gebracht. Mit dem Dickdarm hatte man ihnen auch noch einen Großteil ihres »Zuhauses« genommen.

Rückblickend sage ich mir, dass das Ergebnis des Blutbildes nicht bedeutete, dass ich bestimmte Lebensmittel schon lange vorher nicht vertragen habe oder dass sie sogar Auslöser für die Colitis ulcerosa waren.

Damals aber war ich noch nicht so weit. Stattdessen kam immer wieder irgendetwas Neues dazu, das für Frustration sorgte. Weil ich aber unbedingt dranbleiben wollte, habe ich es letztendlich einfach als Challenge genommen und Step by Step reduziert. Ich habe nicht gleich auf beides verzichtet, sondern erst mal nur auf Gluten. Und als ich mich daran gewohnt hatte, kam noch die Hefesache dazu. Man muss sich sowas Stück für Stück erarbeiten und viele kleine Ziele setzen. In dieser Hinsicht ist es mit der Ernährung nicht viel anders als im Sport.

Wenn du dich bemühst, ist jede kleine Veränderung Bereicherung für den Darm. Ich habe einfach immer versucht eine Challenge daraus zu machen und mir selbst die Aufgabe gestellt, wie oft ich es schaffen würde, das alles einzuhalten. Ich wollte für die nächsten Operationen einfach die bestmögliche Ausgangsposition schaffen, damit es so wenig Komplikationen wie möglich geben würde und der Beutel entfernt werden könnte. Dafür habe ich wirklich alles gegeben, in dieser Hinsicht war und bin ich eisern – auch wie im Sport. Wenn ich mir ein Ziel setze, ziehe ich das durch. Komme, was wolle. Du musst dir nur immer wieder vor Augen halten, wofür du es machst. Für dich selbst, für deine Gesundheit, für dein Leben. Dann gibt es keine Kompromisse. Daher habe ich zum Beispiel Weizen ein ganzes Jahr komplett weggelassen …

ANTIENTZÜNDUNGSSTOFFE

Am schwersten war für mich, dass ich keinem meiner Gelüste nachgeben konnte. In meiner heißen Phase habe ich mir daher für jede Situation etwas rausgesucht, mit dem ich den Jieper kompensieren konnte und das am besten gleichzeitig antientzündlich wirkte. Kurkuma zum Beispiel war mein Trick, wenn ich mittags oder abends Lust auf etwas Herzhaftes hatte. Der Geschmack war zwar anfangs seltsam, aber auch bitter und irgendwie würzig. Das hat geholfen, also kam, wo es passte, ein Teelöffel davon ins Essen.

Wenn ich Lust auf Süßes hatte, habe ich Himbeeren, Heidelbeeren oder Cashewkerne gegessen. Oder ab und zu auch mal einen Löffel guten Honig genascht, der wirkt auch antientzündlich. Mein Vater hat mir sogar erzählt, dass sie damals in der DDR Honig auf die Haut geschmiert haben, wenn sie sich verletzt hatten. Aber weil Honig leider auch viel Zucker enthält, habe ich hier trotzdem Maß gehalten.

Heidelbeeren waren auch Bestandteil meines Frühstücks. Jeden Tag habe ich nach meinem »Morgengruß« mit Meditation und Goldener Milch einen Porridge aus glutenfreien Haferflocken gekocht, Blaubeeren dazu: Das war mein Starter. Ich habe außerdem immer noch einen Esslöffel Leinöl reingerührt, weil das ebenfalls stark antientzündlich wirkt und zudem die Aufnahme der fettlöslichen Vitamine im Körper fördert. So viele antientzündliche Lebensmittel wie möglich, lautete das Motto meiner persönlichen Challenge.

Das mit dem Fett ist aber überhaupt ein Tipp, den ich bis heute beherzige: Ich schwenke jedes Gemüse vor dem Essen noch kurz in gutem Öl oder brate es darin. Gemüse ist ohnehin schon lange von einer Beilage zum Hauptnahrungsmittel geworden. Zugegeben, anfangs war das noch etwas eintönig, weil ich mich kaum getraut habe, außer Kurkuma noch andere Gewürze zu verwenden. Aber je besser es mir ging, desto mehr probierte ich aus. Heute packe ich sogar Scharfes wie Chili oder Ingwer. In Maßen natürlich.

Abends aß und esse ich zum Gemüse auch sehr gerne Brot – erst ohne Gluten und Hefe, heute nur noch glutenfrei. Oder Reis und ab und zu Kartoffeln. Einer meiner Therapeuten damals meinte zwar, Nachtschattengewächse, zu denen die Kartoffel ja auch gehört, wären bei Colitis ulcerosa nicht zu empfehlen. Aber ich hatte das Gefühl, dass sie meinem Darm gut taten – und ich wollte ja mehr auf meinen Körper hören.

ANTIENTZÜNDUNGSSTOFF CURCUMIN

Wirkt Kurkuma wirklich antientzündlich und was musst du dabei beachten?

Curcumin ist der Hauptbestandteil von Kurkuma, einer zu den Ingwergewächsen zählenden Pflanzgattung. Kurkuma ist ein wesentlicher Bestandteil von Currypulver, als Gewürz aufgrund der niedrigen Dosierung aber medizinisch nicht fassbar wirksam. Als komplementärmedizinische pflanzliche Therapie ist Curcumin in einer Dosierung von zweimal je ein Gramm pro Tag ergänzend etwa zu einer Medikation mit einem Aminosalicylat sowohl in der Remissionsinduktion von milden Erkrankungsschüben als auch in der Remissionserhaltung ein medizinisch sehr gut etabliertes Therapieverfahren. Es sollte daher auch zur Anwendung kommen, zumal das als Nahrungsergänzungsmittel erhältliche Curcumin in den klinischen Studien erfreulicherweise nicht mit Nebenwirkungen assoziiert ist.

Da Curcumin als fettlösliche Substanz schlecht wasserlöslich ist und daher vom Körper nur schwer aufgenommen wird, verwendet man es bei Bedarf mit entsprechenden aufnahmeoptimierten Hilfsstoffen oder zusammen mit einer fettreichen Speise – am besten in Kombination mit schwarzem Pfeffer, da dieser die Wirkung des Curcumin noch zusätzlich verstärkt.

ERNÄHRUNG BEI COLITIS ULCEROSA

Gibt es tatsächlich Lebensmittel, die Colitis ulcerosa fördern? Und was kannst du essen, um Verdauungsbeschwerden und Entzündungen vorzubeugen oder den Körper während eines Schubs nicht noch zusätzlich zu belasten?

Aktuell sind hinsichtlich der Ernährung keine Faktoren bekannt, die eine Colitis ulcerosa auslösen können. Dennoch wird zur Vermeidung eine gesunde, ausgewogene Ernährung empfohlen, die reich an pflanzlichen Ballaststoffen und arm an Zucker, Fetten und industriell verarbeiteten Lebensmitteln ist. Derartige Ernährungsformen werden »Clean Eating« oder »Gesunde Darmfloraernährung« genannt, erschließen sich aber auch intuitiv bei der Lebensmittelauswahl.

Insgesamt ist die Verdauung bei Colitis ulcerosa, vor allem in den Phasen aktiver Entzündung sensibler und reagiert dadurch auf schwerverdauliches wie zuckerreiches, fettreiches, paniertes, frittiertes, säurereiches, stark blähendes (Hülsenfrüchte, Zwiebel, Knoblauch, Sauerkraut), auf Rohkost und Vollkornprodukte sowie auf kohlensäurehaltige Getränke, Kaffee und Alkohol sensibler. Hier sind oftmals eine zurückhaltende Lebensmittelauswahl und das Führen eines Ernährungs-Symptom-Tagebuchs sinnvoll. Eine einschneidende oder zu stark selektierende Lebensmittelauswahl sollte aber auf jeden Fall vermieden werden.

Oftmals ist es hilfreich, durch eine von der Krankenkasse angebotene medizinische Ernährungsberatung, Ordnung in die eigene Basisernährung zu bekommen.

Ernährung im Schub
Die Ernährungsempfehlungen bei einem schweren Schub, bei speziellen postoperativen Situationen wie der Ernährung beim Kurzdarm, bei Operationsstenosen, beim Pouch oder beim Stoma ist sehr individuell und kann im Rahmen eines Buches nicht zufriedenstellend dargelegt werden. Hier ist ein differenziertes Vorgehen vorrangig, denn solche individuellen Ernährungspläne berücksichtigen verschiedene Konzepte wie zum Beispiel faserarm-faserreich, Aufnahmefähigkeit der Nährstoffe, Nährstoffdichte, Mikronährstoffe (Vitamine, Mineralstoffe, Spurenelemente), Flüssigkeitsbedarf, Ernährung über den Darm (enterale Ernährung) oder Ernährung über eine Infusion (parenterale Ernährung) bis hin zu vorübergehender kompletter Ruhigstellung des Darms. Dabei unterliegen sie je nach persönlichem Krankheitsverlauf auch unterschiedlichen zeitlichen Abläufen all dieser Möglichkeiten.

FODMAP – Ernährung bei Colitis ulcerosa und Verdauungsbeschwerden
Unter stabiler Remission ist heutzutage die begleitende Ernährung nach dem FODMAP-Prinzip ernährungsmedizinischer Goldstandard, um begleitende Verdauungsprobleme wie Bauchschmerzen, weichen Stuhl und Blähbauch unter Kontrolle zu bekommen. Dadurch gelingt es oftmals auch, den Bedarf an Basismedikation zu senken.

FODMAP ist ein Akronym und steht für Fermentierbare Oligo-, Di- und Monosaccharide und Polyole. Dahinter verstecken sich Nahrungsbestandteile, die von Mikroben der Darmflora vergärt werden können und dadurch vielfältige Verdauungsbeschwerden verursachen. Wissenschaftlich ist sehr gut bekannt, dass Beschwerden auftreten, wenn der FODMAP-Gehalt von Nahrungsmitteln hoch ist, und dass Verdauungsbeschwerden dementsprechend nachlassen, wenn der FODMAP-Gehalt von Nahrungsmitteln niedrig ist. Aus diesem Wissen hat sich ein weltweit etablierter medizinischer Ernährungsstandard ergeben: die sogenannte FODMAP-Diät, bei der FODMAP-reiche Lebensmittel eher gemieden und FODMAP-arme Lebensmittel in der Nahrung eher betont werden.

Wichtig ist hierbei, dass es nicht um ein strenges Vermeiden geht, sondern um ein Reduzieren beziehungsweise höher Gewichten. Da insbesondere die Tabellen mit den FODMAP-armen Lebensmitteln sehr umfangreich sind, ist diese Ernährungsform ganz einfach umzusetzen und es ist nicht mit Mangelzuständen oder Schwierigkeiten zu rechnen. Zahlreiche Kochbücher mit leckeren FODMAP-armen Rezepten erleichtern den Einstieg.

Ein übliches Vorgehen ist es, die FODMAP-Kriterien für sechs Wochen streng umzusetzen, um in dieser Zeit zu erlernen, wie weit man mit dieser Ernährungsumstellung kommen kann. Im weiteren Verlauf wird die Diätstrenge schrittweise gelockert, um dadurch für sich selbst ein tolerables und langfristig erfolgreiches Ernährungsverhalten zu definieren.

Die FODMAP-Diät ist die weltweit etablierte Kostform bei Verdauungsbeschwerden. Da sie im Alltag sehr einfach umgesetzt werden kann, ist sie auf jeden Fall einen Versuch wert.

VON VEGGY ZU VEGAN

Im Laufe der Zeit habe ich dann nicht nur Fleisch weggelassen, sondern mich dazu entschieden, überhaupt keine tierischen Proteine mehr zu essen, weil sie alle entzündungsfördernd sind. Jeder Darm ist anders, und wenn ich nun mal die Arschkarte gezogen hatte, musste ich mich an irgendwas festhalten. Und nur veggy schien mir einfach nicht genug. Dass meine Mutter verzweifelte, was sie ihrem Jungen überhaupt noch kochen konnte, wenn er zu Besuch kam, war mir natürlich unangenehm. Aber es ging nicht anders. Für mich gab es eine ganz andere Herausforderung. Ich musste richtig kochen lernen. Denn mein Plan, mich einfach in den Vegan- und Glutenfrei-Abteilungen meines Supermarktes zu bedienen, fiel ins Wasser. Das Angebot ist zwar mittlerweile echt groß, denn die Lebensmittelindustrie hat in den letzten Jahren wirklich zugelegt. Sogar im Discounter gibt es richtig viele Angebote.

Aber nun stand ich vor den Regalen und ein Blick auf die Zutatenliste der Verpackungen verriet mir, dass ich das alles trotzdem nicht essen konnte, weil so gut wie überall etliche Zusatzstoffe enthalten waren. Da stieg schon mal die Verzweiflung. Jetzt stand da doch schon vegan auf einem Produkt und glutenfrei war es auch und trotzdem waren noch immer so viele Zutaten enthalten, die ich nicht essen sollte. »Was kann ich denn überhaupt noch essen«, schoss es mir durch den Kopf. Trotzdem habe ich versucht, mich daran zu halten, obwohl ich durchgehend schlechte Laune hatte und oft im Supermarkt mit den mit Tränen gekämpft habe.

Vegan ist nicht automatisch gesund. Du musst dich einfach eingrooven. Jetzt ist es für mich einfach, aber am Anfang war das Essen echt mein Endgegner. Die Erfahrung, vor einem vollen Supermarktregal zu stehen und einfach nichts Passendes zu finden, war total erschlagend und deprimierend. Ich kann mir gut vorstellen, dass das der Punkt ist, an dem viele aufgeben und denken.: »Scheiß drauf, dann ziehe ich mir morgen eben wieder meinen Burger rein.« Aber du musst dir einfach bewusst machen, dass darin abgesehen vom Fleisch auch Stoffe stecken, die das Ganze zwar schöner aussehen lassen und länger haltbar machen, die dein Körper aber nicht kennt. Nur weil Zusatzstoffe zugelassen sind, heißt das nicht, dass sie nicht negativen Einfluss haben können. Gerade wenn du wie ich einen empfindlichen Darm hast.

Im Zuge meiner Ernährungsumstellung geschah aber tatsächlich etwas, mit dem ich nie gerechnet hätte: Ich fand Freude am Schnippeln und Kochen – und manchmal fand ich es sogar richtig inspirierend. Nach und nach habe ich mich dann mit immer mehr Gemüsearten vertraut gemacht, angefangen mit frischen Kräutern zu experimentieren und ein paar eigene Gerichte zu entwickeln. Ein Sternekoch bin ich deswegen nicht geworden und ich stehe auch nicht jeden Tag in der Küche, das schaffe ich auch zeitlich gar nicht. Deshalb muss es auch immer möglichst schnell gehen. Und zum Glück gibt es mittlerweile ja auch viele vegane Lieferservices, gerade in Großstädten wie Berlin und München, wo ich oft drehe. Aber schnell ein Salat mit selbst gemachter Sauce, das ist oft drin. Gerade in Fertigdressing steckt ja unglaublich viel Quatsch. Wer meinen Instagram-Account kennt, weiß von meinen Lieblingsrezepten. Aber ich probiere natürlich immer mal wieder rum, auch weil meine Freundin supergerne kocht.

Ich kann wirklich jedem nur empfehlen, selbst zum Kochlöffel zu greifen. Denn wenn du dein Essen selbst zubereitest, kannst du zu 100 Prozent sicher sein, was darin steckt – im besten Fall nur solche Dinge, die deinem Darm guttun. Das Wichtigste ist daher, zu wissen, was du weglassen musst. Für mich war das natürlich erst mal alles, was entzündungsfördernd ist: Fleisch, Weizen, alles, was mit Zucker zu tun hat. Diese Eckbausteine kriegst du aber auch ganz leicht gegoogelt. Und dann heißt es ausprobieren. Glaub mir, es macht Spaß!

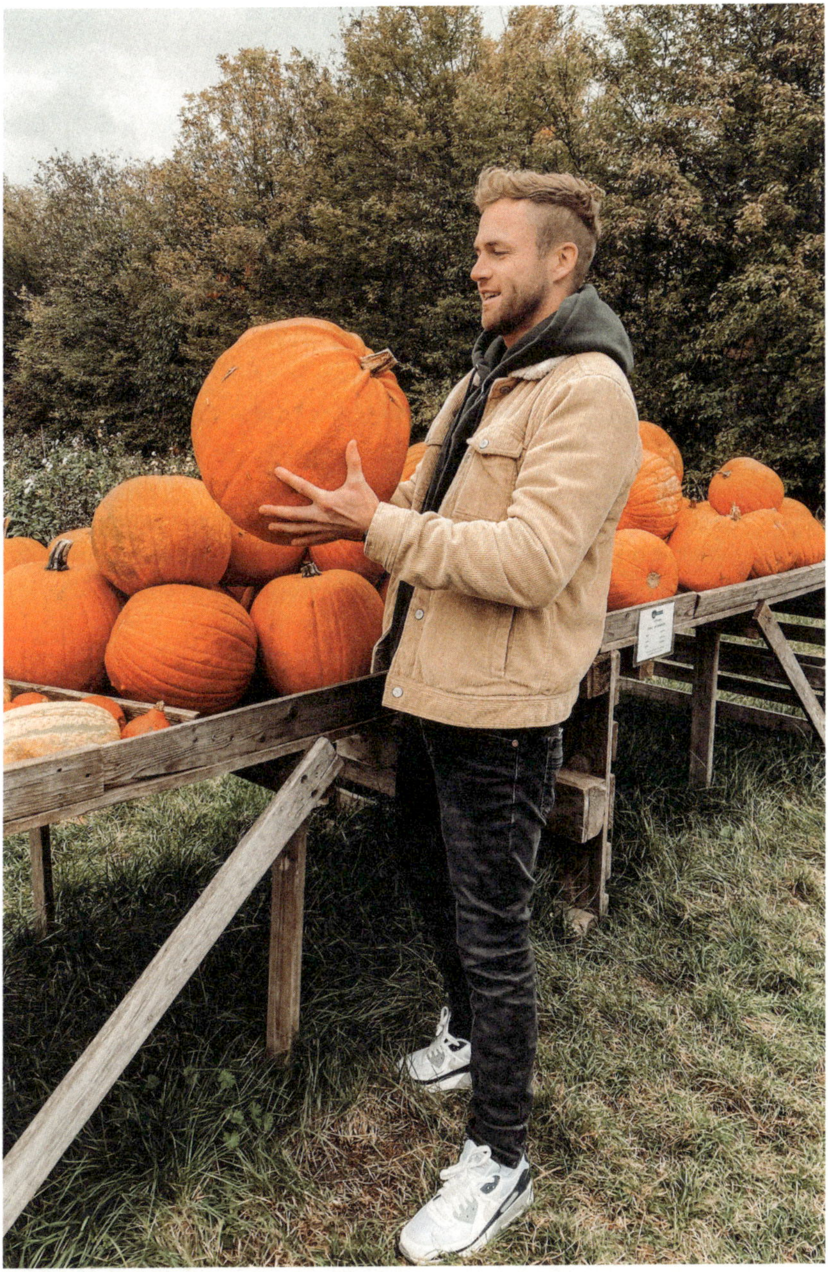

OATMEAL

Zubereitungszeit ca. 5 Min., Zutaten für 1 Portion

50 g glutenfreie Haferflocken | 250 ml Pflanzendrink (oder einfach nur Wasser) | ½ TL Zimt | 1–2 EL Leinöl | frische Heidelbeeren | Kokoschips

1 Haferflocken und Pflanzendrink bzw. Wasser in einem Topf unter ständigem Rühren erhitzen und 2–3 Min. leicht köcheln lassen, bis das Ganze eine breiige Konsistenz hat. Jetzt den Zimt unterrühren.

2 Den Porridge kurz auskühlen lassen. Sobald er lauwarm ist, das Leinöl dazurühren. Die entzündungshemmenden Inhaltsstoffe des Öls sind hitzeempfindlich. Wenn der Brei zu heiß ist, gehen die einfach verloren.

3 Mit Heidelbeeren und Kokoschips toppen. 100-prozentiges Nussmus ohne Zucker schmeckt auch grandios und ist eine Top-Proteinquelle. Genauso mische ich gerne noch etwas vom Granola von Seite 120 unter. Das ist aber wie alles mit Nüssen nur in einer nicht-akuten Phase zu empfehlen.

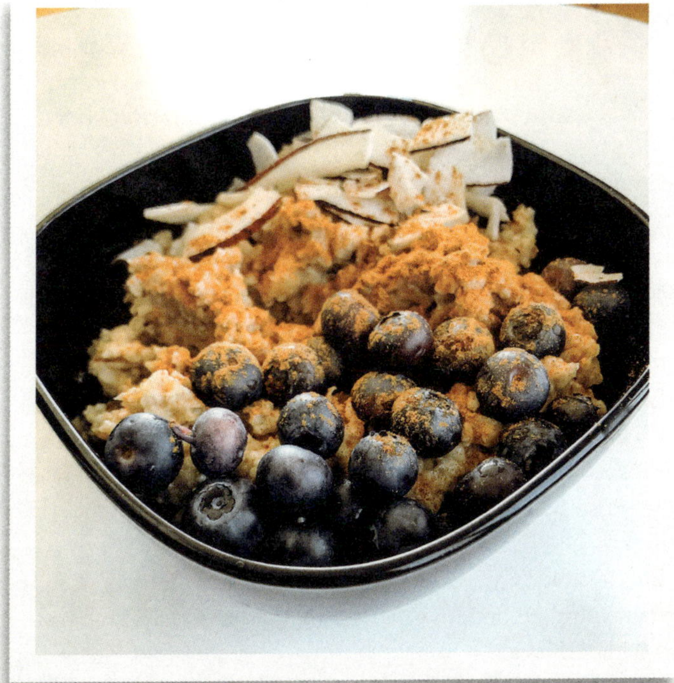

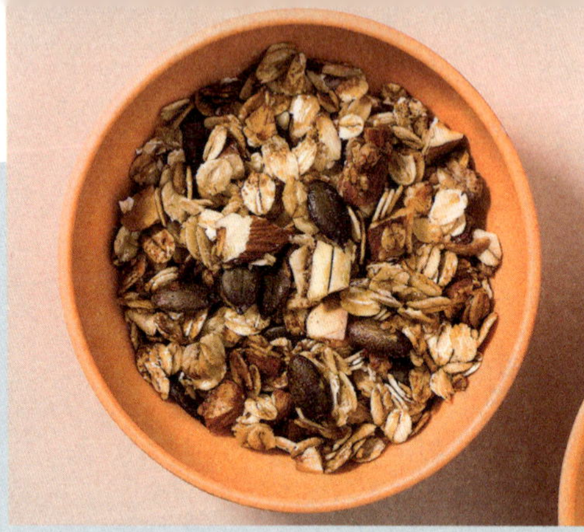

GRANOLA AUS DEM OFEN

Zubereitungszeit ca. 20 Min., Zutaten für 10 Portionen

Schmeckt super im Porridge oder in veganem Joghurt und enthält viel weniger Zucker als die gekauften Knuspermüslis.

100 g Mandeln | 200 g kernige Haferflocken | 50 g Kürbiskerne | 5 EL Apfeldicksaft | 4 EL Sonnenblumenöl | Salz

1 Den Backofen auf 200° (Umluft) vorheizen. Die Mandeln grob hacken und in einer Schüssel mit den Haferflocken, den Kürbiskernen, dem Apfeldicksaft, dem Sonnenblumenöl und einer Prise Salz gut vermischen.

2 Ein Backblech mit Backpapier belegen, die Mandelmischung darauf verteilen und im Ofen auf der mittleren Einschubleiste ca. 8 Min. backen.

3 Dann die Mandelmischung wenden, nochmals für 4–7 Min. in den Ofen schieben und fertig backen.

4 Aus dem Ofen nehmen und auf dem Blech auskühlen lassen. Zum Aufbewahren luftdicht verpacken und kühl lagern. Dann hält sich das Granola mindestens 3 Wochen.

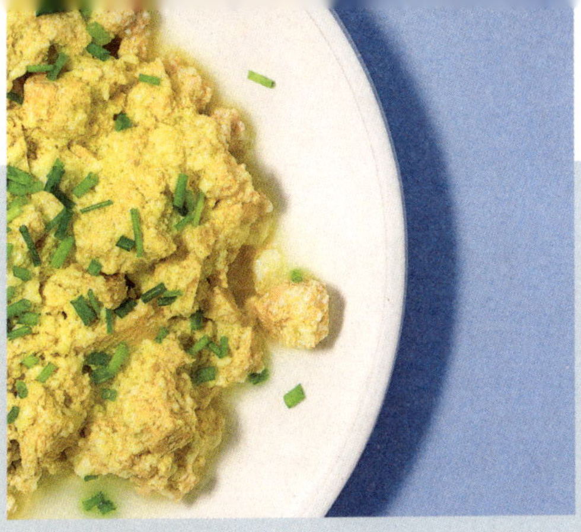

TOFU-RÜHREI

Zubereitungszeit ca. 15 Min., Zutaten für 2 Portionen

200 g Tofu | 2 EL Seidentofu | ½ Bund Schnittlauch | 1 EL Öl | ½ TL gemahlene Kurkuma | ½ TL Kala Namak (Schwefelsalz; ersatzweise normales Salz)

1 Den Tofu mit einer Gabel zerdrücken und mit dem Seidentofu mischen. Schnittlauch waschen, trocken schütteln und in Röllchen schneiden.

2 Das Öl in einer beschichteten Pfanne erhitzen. Tofu-Mix hineingeben, mit Kurkuma und Kala Namak (dieses Salz hat ein ganz spezielles Aroma, wodurch das Ganze wie echtes Ei schmeckt) bestreuen und unter Rühren bei mittlerer Hitze in 3–4 Min. heiß werden lassen. Zum Schluss die Schnittlauchröllchen darüberstreuen.

GOLDENE MILCH

Zubereitungszeit ca. 15 Min., Zutaten für 2 Portionen

1 Stückchen Ingwer (2 cm lang) | 1 TL Kurkuma | 1 Kardamomkapsel | 1 Msp. Zimtpulver | 1 Msp. Pfeffer | 500 ml Hafer- oder Reisdrink

1 Den Ingwer waschen (schälen kannst du dir in diesem Fall sparen) und in dünne Scheiben schneiden.

2 Die Kardamomkapsel leicht andrücken. Beides mit der Kurkuma, dem Zimtpulver und dem Pfeffer in einen Topf geben (der Pfeffer verstärkt die entzündungshemmende Wirkung der Kurkuma noch zusätzlich).

3 Den Haferdrink dazugießen und alles bei mittlerer Hitze heiß werden, aber nicht kochen lassen. Die Milch vom Herd nehmen und ca. 10 Min. ziehen lassen. Durch ein Sieb gießen und warm trinken.

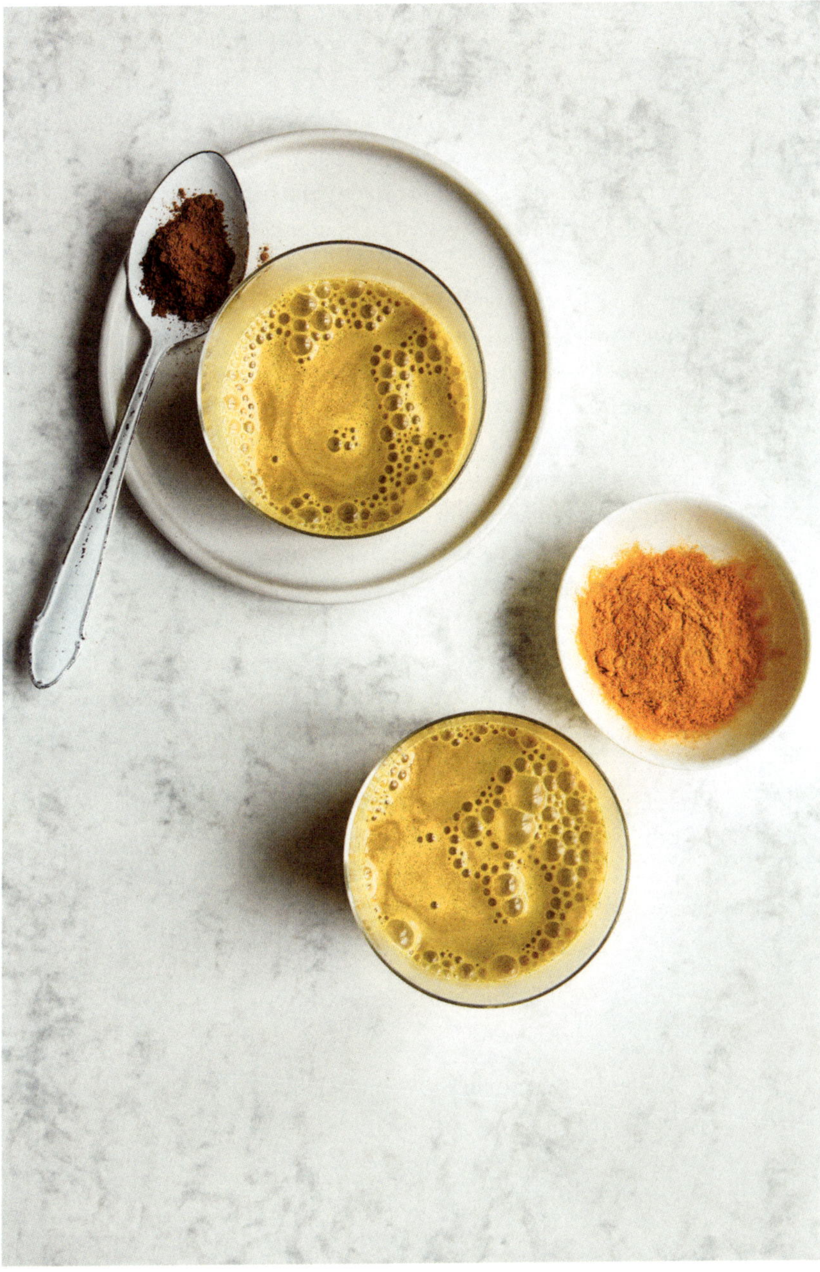

PANCAKES

Zubereitungszeit ca. 10 Min., Zutaten für 2 Portionen

Das ist wirklich das kürzeste vegane, glutenfreie Rezept für Pancakes für alle, die keine Backmischung nehmen wollen.

2 Bananen | 1 Tasse Mandeldrink | 1 Tasse Buchweizenvollkornmehl (oder ein anderes glutenfreies Mehl) | 1 TL Zimt (wer's mag, sonst weglassen) | 1 EL Öl/Heidelbeeren, Erdbeeren und Mandelmus zum Dekorieren

1 Bananen schälen und das Fruchtfleisch bis auf eine halbe mit der Gabel zu Mus zerquetschen. Die letzte Hälfte in Stücke schneiden. In einer großen Schüssel mit dem Mandeldrink und dem Mehl gut verrühren. Wer mag, gibt noch den Zimt dazu.

2 In einer beschichteten Pfanne das Öl erhitzen und den Teig in 4 dicken Klecksen hineingeben. Die Pancakes bei mittlerer Hitze von jeder Seite ca. 2 Min braten.

3 Das Ganze mit Heidelbeeren, Erdbeeren und Mandelmus dekorieren – und dann schmecken lassen.

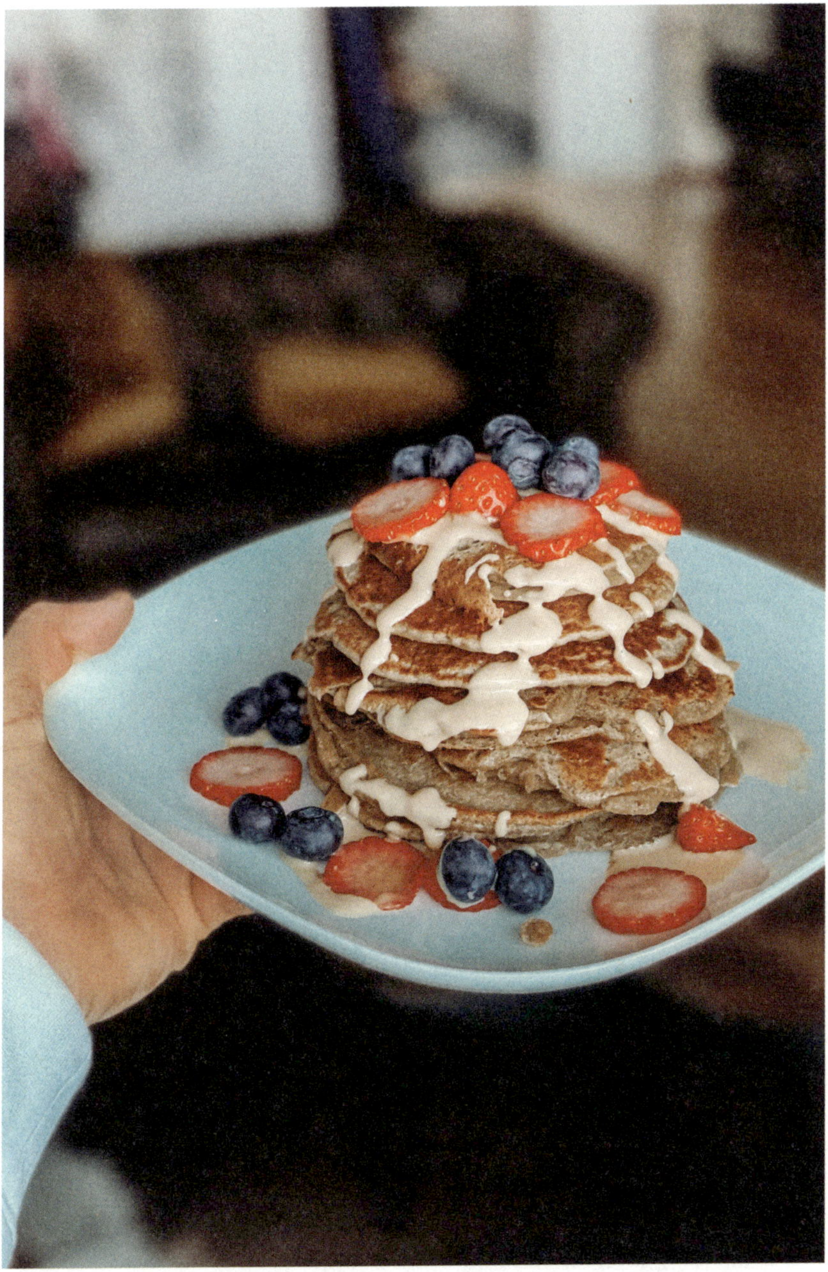

ZUCCHININUDELN MIT PESTO

Zubereitungszeit ca. 15 Min., Zutaten für 2 Portionen

2 Zucchini/Salz | 6–7 EL Olivenöl | 50 g Mandeln | 1 Knoblauchzehe | 125 g Rucola | 2 Zweige Basilikum | 2 EL Zitronensaft | 2–3 EL Hefeflocken | Pfeffer

1 Die Zucchini waschen, putzen, schälen (ein bisschen Schale kannst du wegen der Optik auch dranlassen, aber ohne ist es besser verträglich) und mit einem dieser coolen Spiralschneider in dünne Spiralen schneiden. Zucchininudeln mit ein bisschen Salz und 1 EL Öl mischen, kurz durchkneten und in einem Sieb ca. 10 Min. ziehen und abtropfen lassen.

2 In der Zeit kannst du für das Pesto schon mal die Mandeln in einer Pfanne rösten. Dann abkühlen lassen. Den Knoblauch schälen und grob hacken. Den Rucola waschen und trocken schleudern, grobe Stängel abzupfen und die Blätter etwas klein schneiden. Alles mit dem Zitronensaft im Blitzhacker fein pürieren, dabei nach und nach 4–5 EL Öl dazugeben. Zum Schluss noch die Hefeflocken unterrühren und mit Salz und Pfeffer würzen.

3 In einer großen Panne den letzten EL Öl erhitzen und die Zucchininudeln darin unter Rühren ganz kurz warm werden lassen. Das dauert nur 1–2 Min. Mit dem Pesto mischen und nochmal alles kräftig pfeffern.

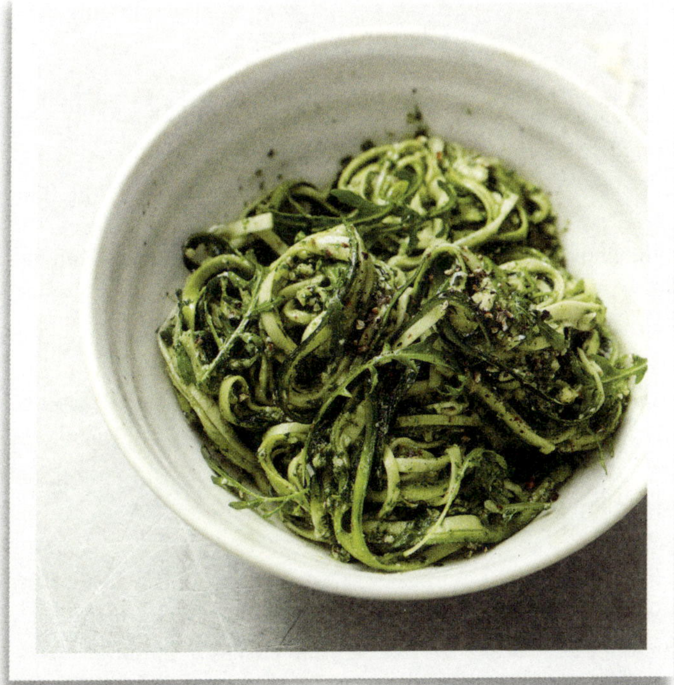

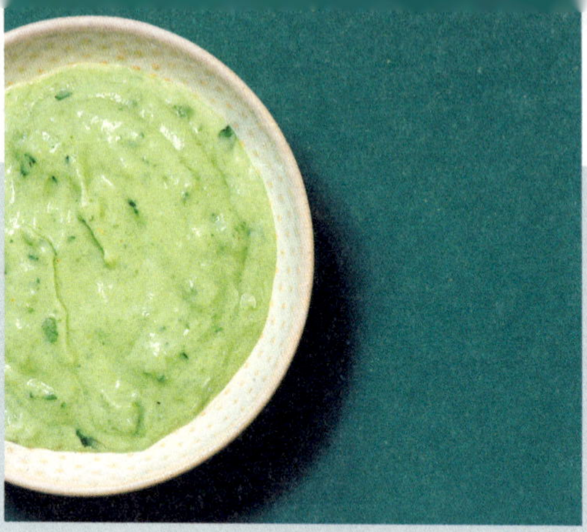

VEGANES JOGHURTDRESSING

Zubereitungszeit ca. 10 Min., Zutaten für 2 Portionen

1 Frühlingszwiebel (oder ½ Bund Schnittlauch) | 4 Zweige Petersilie | ½ reife Avocado | 1 TL Zitronensaft | 2 EL pflanzliche Joghurtalternative | Salz | Pfeffer

1 Die Frühlingszwiebeln waschen, die kleine Wurzel unten abschneiden und den Rest in dünne Ringe schneiden. Wenn du Schnittlauch verwendest, kurz abbrausen, trocken schütteln und in Röllchen schneiden.

2 Petersilie waschen, trocken schütteln und grob hacken. Den Kern aus der halben Avocado entfernen und das Fruchtfleisch mit einem Löffel aus der Schale holen. Alles in einen Mixbecher geben, Zitronensaft und veganen Joghurt dazu und mit dem Pürierstab schön glatt mixen. Dann nur noch mit Salz und Pfeffer abschmecken.

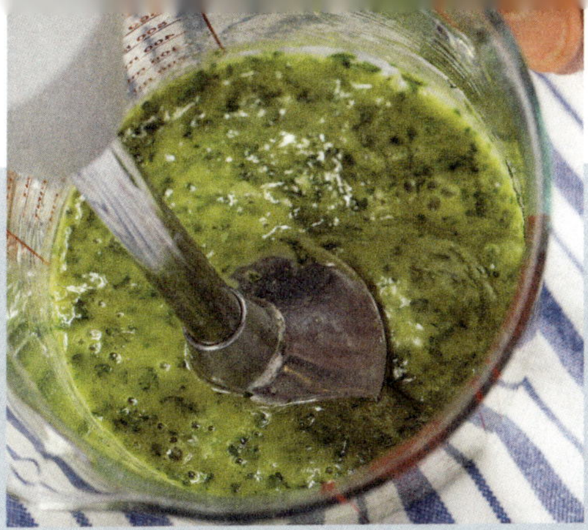

KRÄUTERDRESSING

Zubereitungszeit ca. 5 Min., Zutaten für 2–3 Portionen

4 EL Zitronensaft | 2 TL scharfer Senf | 1 TL Ahornsirup | 10 EL Olivenöl | Salz | Pfeffer

1 Kräuter kurz waschen, dann trocken schütteln. Die Blättchen abzupfen und mit dem großen Messer einmal kreuz und quer kurz drüberhacken (sonst verkleben sie nachher die Schneidemesser des Mixers).

2 Mit Zitronensaft, Senf, Ahornsirup und Olivenöl in den Mixer füllen und gut durchmixen. Salzen und pfeffern. Alles, was du nicht gleich verbrauchst, kannst du in einem Schraubglas im Kühlschrank ca. 1 Woche aufheben.

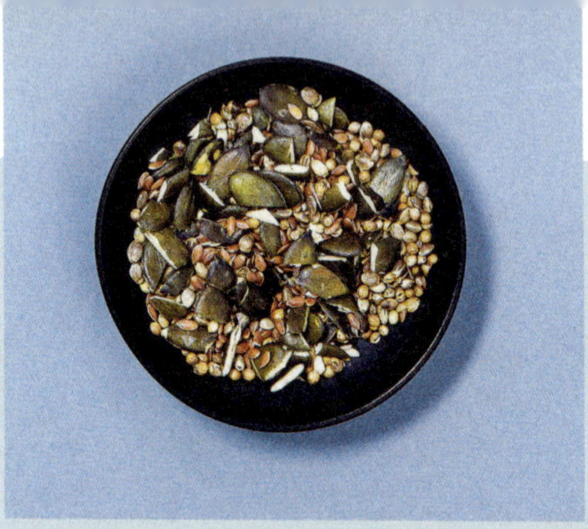

POWER-SAMEN-MIX

Zubereitungszeit ca. 5 Min., Zutaten für 6 Portionen

1 TL Korianderkörner | 2 EL Kürbiskerne | 2 EL Leinsamen | 2 EL ungeschälte Hanfsamen

1 Geiles Topping für Salate und Bowls: Die Korianderkörner in einer Pfanne ohne Fett anrösten, bis sie duften, und dann im Mörser grob zerstoßen. Die Kürbiskerne ebenfalls in der Pfanne ohne Fett hellbraun anrösten, dann grob hacken.

2 Koriander und Kürbiskerne mit den Leinsamen und Hanfsamen mischen. Zum Aufbewahren in ein Schraubglas geben und kühl und dunkel lagern. So hält sich die Samenmischung mehrere Wochen. Und nicht vergessen: Immer gut kauen!

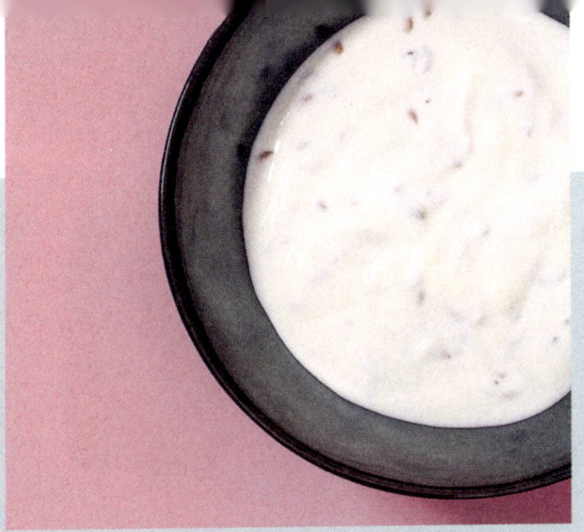

VEGANER QUARKDIP

Zubereitungszeit ca. 5 Min., Zutaten für 2 Portionen

250 g vegane Quarkalternative | Salz | Pfeffer | ½ TL Zitronensaft | 2 EL Leinöl | 2–3 EL Pflanzendrink

1 Den veganen Quark mit Salz, Pfeffer und Zitronensaft verrühren. Leinöl unterrühren und außerdem noch so viel Pflanzendrink, dass die Konsistenz schön cremig wird.

2 Den Quark mit Salz und Pfeffer abschmecken. Schmeckt super zu Pellkartoffeln oder auch als Brotaufstrich. Und das Leinöl darin wirkt stark antientzündlich.

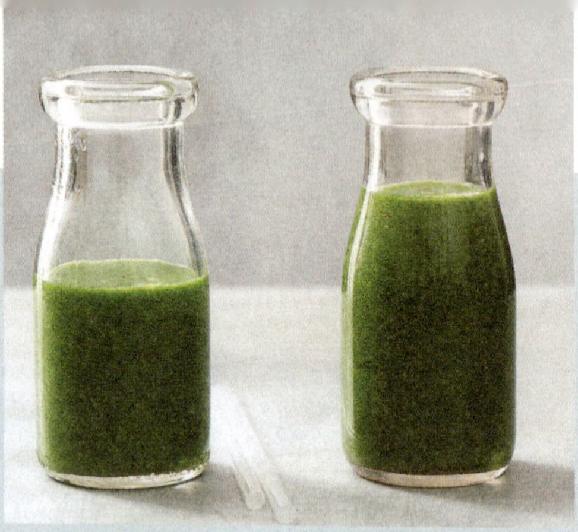

GRÜNER SMOOTHIE

Zubereitungszeit ca. 5 Min., Zutaten für 2 Portionen

50 g (Baby-)Blattspinat | 10 Stängel Petersilie | 2 Blätter Römersalat | 1 kleiner Apfel | 1 Kiwi | 2 Spritzer Zitronensaft | 2 EL Agavendicksaft (nach Belieben)

1 Den Spinat putzen, waschen und abtropfen lassen. Die Petersilie und die Römersalatblätter waschen, trocken schütteln und in grobe Stücke schneiden.

2 Den Apfel waschen und vierteln, das Kerngehäuse entfernen (kann aber auch dranbleiben). Die Kiwi schälen und grob würfeln. Alles mit 400 ml Wasser in den Hochleistungsmixer geben und ganz fein pürieren. Mit Zitronensaft abschmecken und nach Belieben noch mit Agavendicksaft süßen (ich persönlich verzichte darauf).

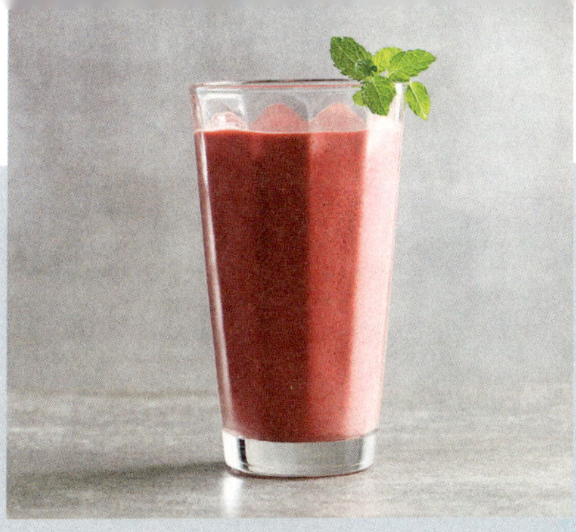

INGWER-HIMBEER-LASSI

Zubereitungszeit ca. 5 Min., Zutaten für 2 Portionen

1 Stück Ingwer (ca. 15 g) | 200 g TK-Himbeeren | 200 g pflanzliche Joghurtalternative | 1 EL Zitronensaft | 1 EL geschroteter Leinsamen | 150 g Eiswürfel oder Crushed Ice

1 Den Ingwer schälen und fein reiben. Mit den Himbeeren und dem veganen Joghurt, dem Zitronensaft und den Leinsamen in einen starken Mixer pürieren. Die Eiswürfel oder das Crushed Ice zufügen und alles erst ein paar Runden auf kleiner Stufe, dann noch kurz und kräftig auf höchster Stufe mixen.

2 Den Smoothie nach Belieben noch mit etwas kaltem Wasser verdünnen, in 2 Gläser füllen. Sofort trinken.

FERMENTIERTES GEMÜSE

Zubereitungszeit ca. 20 Min. + 4–10 Tage zum Fermentieren
Zutaten für 8 Portionen

Während meines Selbststudiums habe ich immer wieder gelesen, dass fermentiertes Gemüse total super für die Darmbakterien wäre. Und ich habe dann tatsächlich ein Rezept entdeckt, wie man das ganz leicht zu Hause machen kann.

1 große Pastinake (ca. 300 g) | 2 Möhren (ca. 150 g) | 1 Stück Ingwer (2 cm lang) | ½ TL gemahlene Kurkuma | 1 TL Salz (nicht zu stark gehäuft; 4 g)
Außerdem: 1 Einmachglas (mindestens 0,75 l Inhalt) und 1 Schraubglas, das in das Einmachglas hineinpasst

1 Die Pastinake und die Möhren putzen, schälen und grob raspeln. Den Ingwer schälen und fein reiben.

2 Das Gemüse mit Ingwer, Kurkuma und Salz mischen und dann mit den Händen durchkneten, bis sich Flüssigkeit bildet.

3 Alles fest in das Einmachglas drücken und die Oberfläche mit Frischhaltefolie abdecken.

4 Das Schraubglas mit Wasser füllen, verschließen und als Gewicht auf die Folie stellen. Dann noch über beide Gläser ein Küchentuch decken.

5 Jetzt muss das Gemüse 4–10 Tage bei Zimmertemperatur fermentieren, bis es angenehm säuerlich riecht und schmeckt.

Den Schaum, der sich dabei bildet, schöpfst du zwischendurch einfach ab und erneuerst dann die Folie. Das Ganze riecht echt ein bisschen gewöhnungsbedürftig, aber davon solltest du dich nicht abschrecken lassen.

6 Sobald der Salat für deinen Geschmack säuerlich genug ist, kannst du das Einmachglas richtig verschließen und in den Kühlschrank stellen. Der Salat hält sich dort ca. 4 Monate, allerdings muss die Oberfläche immer mit Flüssigkeit bedeckt sein. Also evtl. noch etwas Wasser nachfüllen.

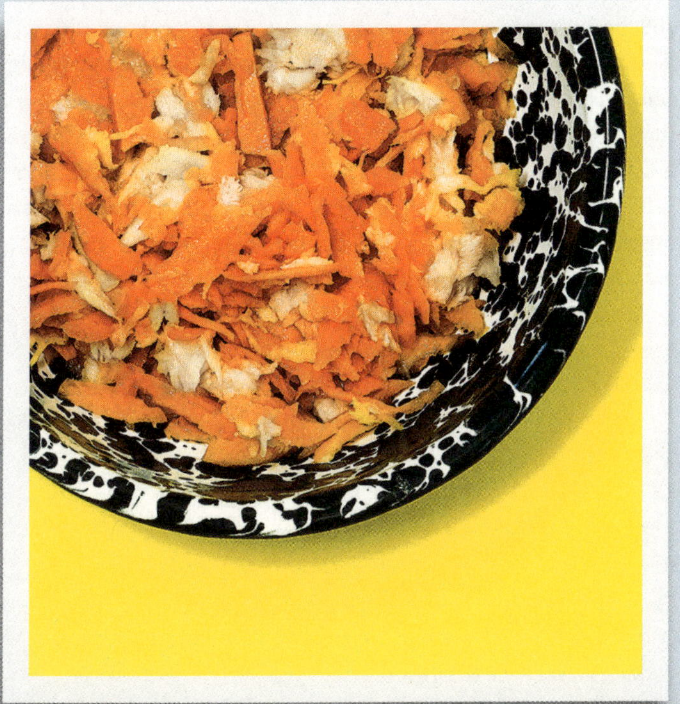

MEINE VOLLO

Zubereitungszeit ca. 30 Min., Zutaten für 4 Portionen

1–2 Zucchini (je nach Größe) | 200 g Champignons | 2 EL Olivenöl | 200–300 g veganes Hack (je nach Packungsinhalt) | Salz | Chiliflocken oder Arrabiata-Gewürzmischung | 500 g passierte Tomaten | 4–5 EL Cashewmus | 400 g glutenfreie Spaghetti | geriebene vegane Käsealternative

1 Zucchini schälen (die Schale kann auch dranbleiben, aber ohne sind die Zucchini ein bisschen bekömmlicher) und erst in Scheiben, dann in Würfel schneiden. Champignons putzen, die Stiele herausdrehen und die Köpfe anschließend ebenfalls klein würfeln.

2 Das Öl in einer Pfanne erhitzen und das vegane Hack darin 3–5 Min. anbraten. Zucchini und Pilze dazugeben und weil ich sie nicht zu knackig mag, den Deckel auf die Pfanne setzen und das Gemüse erst mal ca. 5 Min. schmoren lassen. Dann die passierten Tomaten zufügen, mit Salz und Chiliflocken bzw. Arrabiata-Gewürzmischung würzen und alles weitere ca. 15 Min. vor sich hin köcheln lassen, diesmal ohne Deckel. Zum Schluss noch das Cashewmus unterrühren, das macht die Vollo supercremig.

3 In der Zeit in einem großen Topf ausreichend viel Wasser zum Kochen bringen, salzen und die Spaghetti darin nach Packungsanleitung bissfest garen. Abgießen, abtropfen lassen und mit der Vollo servieren. Am Tisch noch mit geriebenem veganem Käse bestreuen.

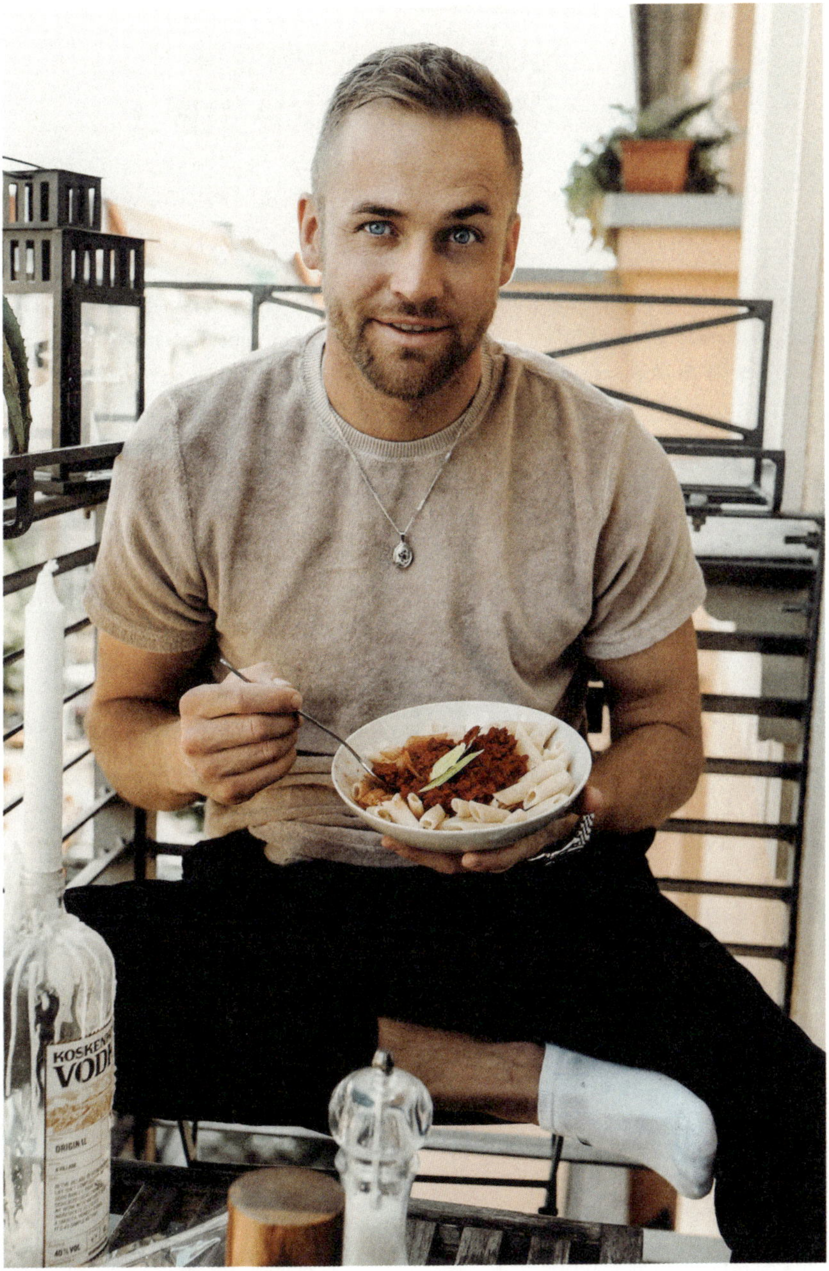

KÜRBISFRITTEN MIT TOMATENDIP

Zubereitungszeit ca. 10 Min. + 15–20 Min. Backzeit
Zutaten für 2 Portionen

300 g Butternuss-Kürbis | 3 EL Olivenöl | 1 TL getrockneter Thymian | Salz | Pfeffer | 200 g stückige Tomaten (aus der Dose) | ½ EL Tomatenmark | 2 TL Aceto balsamico | Chiliflocken (wer's mag)

1 Den Backofen auf 220° vorheizen (Ober-/Unterhitze, bei Umluft wird das Gemüse eher matschig). Ein Backblech mit Backpapier auslegen.

2 Den Kürbis schälen, entkernen und in ca. 2 cm breite Stifte wie Pommes Frites schneiden. 2 EL Öl mit dem Thymian, Salz und Pfeffer in einer großen Schüssel verrühren. Die Kürbisstücke darin wenden und dann auf dem Blech verteilen. Im Ofen auf der mittleren Einschubleiste 15–20 Min. backen, bis die Kürbisfritten leicht gebräunt sind.

3 In der Zwischenzeit die Dosentomaten in einem Sieb etwas abtropfen lassen, dann mit dem Tomatenmark, dem Balsamico und dem Rest Öl in einen hohen Rührbecher geben und mit dem Stabmixer fein pürieren. Mit Salz, Pfeffer und (wem das nicht zu scharf ist) Chili abschmecken. Die Kürbisfritten aus dem Ofen nehmen und mit dem Tomatendip servieren. Warum nicht einfach Ketchup? Weil da superviel Zucker drinsteckt.

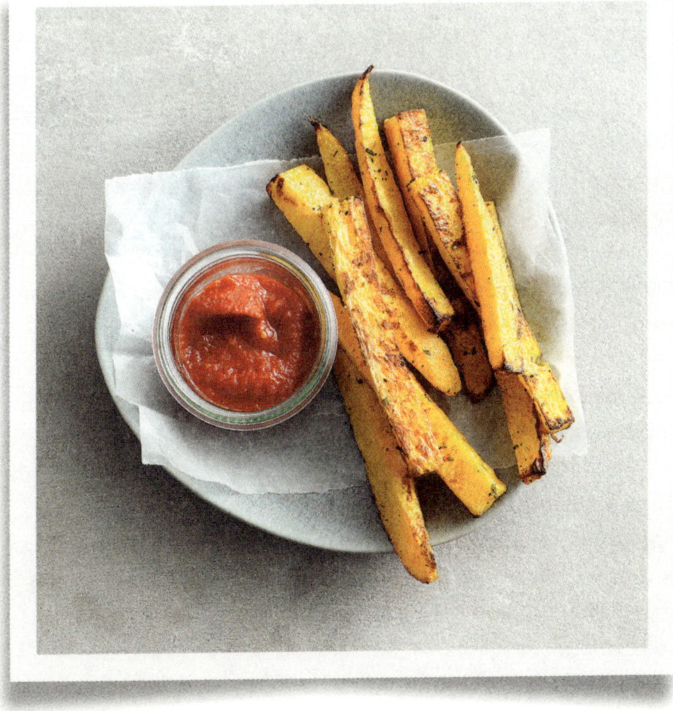

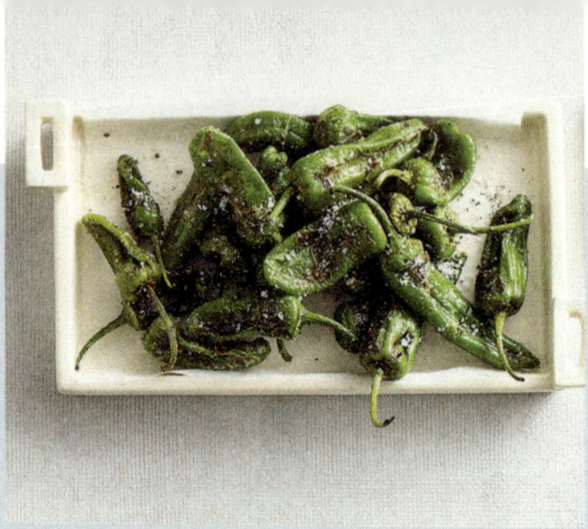

GEBRATENE MINIPAPRIKA

Zubereitungszeit ca. 10 Min., Zutaten für 2 Portionen

Ich mag Paprika, aber roh sind sie leider recht schwer verdaulich. Das Braten bringt in der Hinsicht einiges.

200 g kleine grüne Bratpaprika (Pimientos de padrón) | 2 EL Olivenöl | grobes Meersalz | Pfeffer

1 Die Bratpaprika waschen und mit Küchenpapier gut trocken tupfen, sonst spritzt es gleich wahnsinnig.

2 Das Öl in einer großen Pfanne erhitzen. Die Paprika in die Pfanne geben und bei mittlerer bis starker Hitze 4–5 Min. braten, dabei immer wieder wenden, damit sie von allen Seiten eine richtig schöne Röstfarbe bekommen.

3 Mit Meersalz und Pfeffer würzen und sofort servieren.

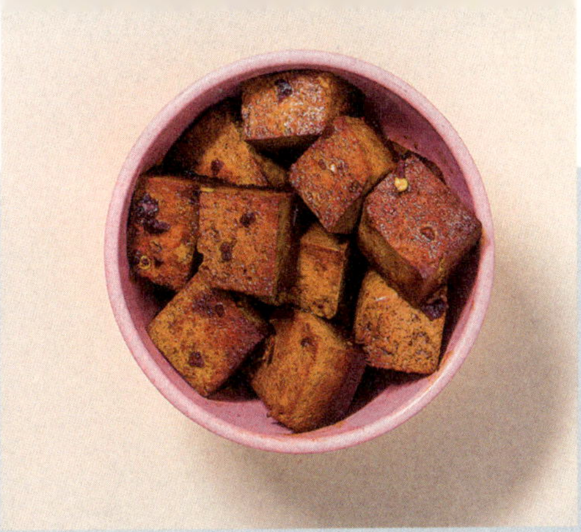

OFEN-TOFU

Zubereitungszeit ca. 10 Min. + ca. 3 Std. Marinieren
Zutaten für 2 Portionen

1 Stück Ingwer (2 cm lang) | 1 Knoblauchzehe | 1 EL glutenfreie Sojasauce | 1 EL Sesamöl | 1 Msp. Chiliflocken | 200 g Tofu | 1 EL Sonnenblumenöl

1 Tofu pur kann ganz schön fad schmecken, aber so mag ich ihn: Ingwer und Knoblauch schälen. Die Sojasauce mit dem Sesamöl und den Chiliflocken verrühren. Den Knoblauch dazupressen und den Ingwer dazureiben.

2 Den Tofu in Würfel schneiden und mit der Marinade in einen Gefrierbeutel geben. Den Beutel verschließen. Den Tofu ca. 3 Std. marinieren lassen, dabei ab und zu wenden.

3 Das Sonnenblumenöl in einer beschichteten Pfanne erhitzen und den Tofu in ca. 5 Min. darin bei mittlerer Hitze rundherum goldbraun braten. Dazu schmeckt Reis oder Salat.

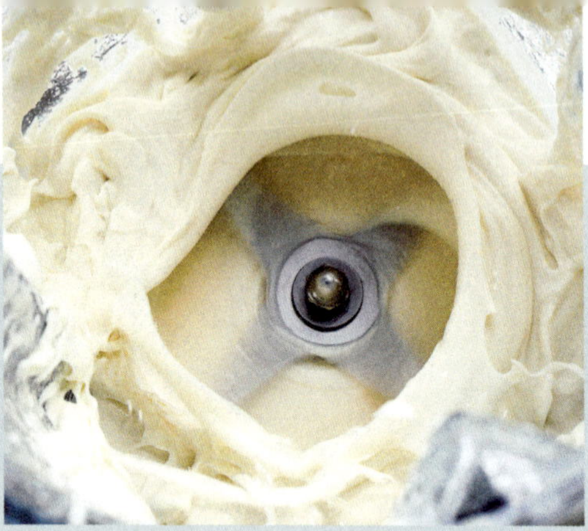

VEGANE MAYO

Zubereitungszeit ca. 5 Min., Zutaten für 2–3 Portionen

Vegane Mayonnaise gibt es zwar mittlerweile sogar im Discounter, aber wenn du mal keine im Haus hast, ist sie auch schnell selbst gemacht.

50 ml Soja-, Reis- oder Haferdrink | 1 TL scharfer Senf | Salz | 100 ml Rapsöl | 1–2 TL Zitronensaft

1 Pflanzendrink, Senf, eine Prise Salz und Rapsöl in einen Mixbecher geben, den Stabmixer hineinstellen und alles ca. 5 Min. durchmixen, bis das Ganze dickflüssig wird.

2 Die Mayo mit Zitronensaft und evtl. weiterem Salz abschmecken. Fertig. Schmeckt super zu den Kürbisfritten von Seite 138 oder Backofenpommes. Und wenn was übrig bleibt, hält die Mayo in einem Schraubglas im Kühlschrank ca. 2 Wochen.

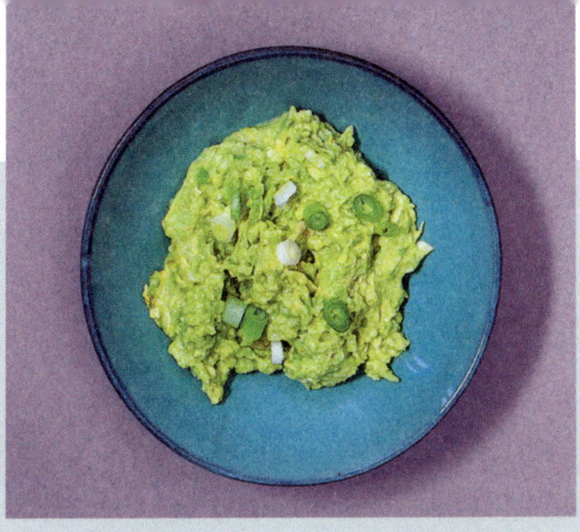

GUACAMOLE

Zubereitungszeit ca. 10 Min., Zutaten für 2 Portionen

1 reife Avocado | 1 EL Limettensaft | Salz | 1 Knoblauchzehe | 1 Msp. Cayennepfeffer | 1 Msp. gemahlener Kreuzkümmel (kann man aber auch weglassen) | 1 Frühlingszwiebel

1 Die Avocado halbieren und den Stein entfernen. Anschließend das Fruchtfleisch mit einem Löffel aus der Schale heben. Mit dem Limettensaft und ein bisschen Salz in eine Schüssel geben und mit einer Gabel zu mehr oder weniger feinem Mus zerdrücken.

2 Den Knoblauch schälen und dazupressen. Mit Cayennepfeffer und Kreuzkümmel würzen. Evtl auch nochmals salzen. Die Frühlingszwiebel waschen, die kleine Wurzel unten abschneiden und den Rest klein hacken. Über die Guacamole streuen.

VEGANES CURRY

Zubereitungszeit ca. 30 Min., Zutaten für 2 Portionen

1 kleiner Hokkaido-Kürbis | ½–1 Süßkartoffel | 2 Möhren | 1 großes Stück Ingwer (ca. 5 cm) | 1 Zucchino | 1 EL Kokosöl | 1 Dose Kokosmilch (400 ml) | 1–2 EL Currypulver | 2 Hand voll Babyspinat

1 Kürbis, Süßkartoffel und Möhren schälen und in Würfel bzw. die Möhren in Scheiben schneiden. Den Ingwer schälen und grob hacken. Zucchino schälen (du kannst die Schale auch dran lassen, ich mach sie weg, weil er so verträglicher ist) und ebenfalls in Scheiben schneiden, nicht zu dünn.

2 Das Kokosöl in einer großen Pfanne oder noch besser in einem Wok erhitzen und die Kürbis- und Süßkartoffelwürfel darin schon mal ca. 5 Min. anschwitzen. Möhren und Ingwer dazugeben, nach weiteren 5 Min. dann auch noch die Zucchini. Alles zusammen noch einmal 5 Min. schmoren lassen, ehe die Kokosmilch dazukommt. Currypulver einrühren und alles nochmal 3–5 Min. vor sich hin köcheln lassen. Wenn das Gemüse noch nicht richtig weich ist (probieren), einfach noch ein paar Minuten dranhängen.

3 Den Babyspinat waschen und abtropfen lassen. Unter das Curry mischen und ca. 1 Min. mitziehen lassen. Nachwürzen ist erlaubt. Dazu schmeckt Naturreis.

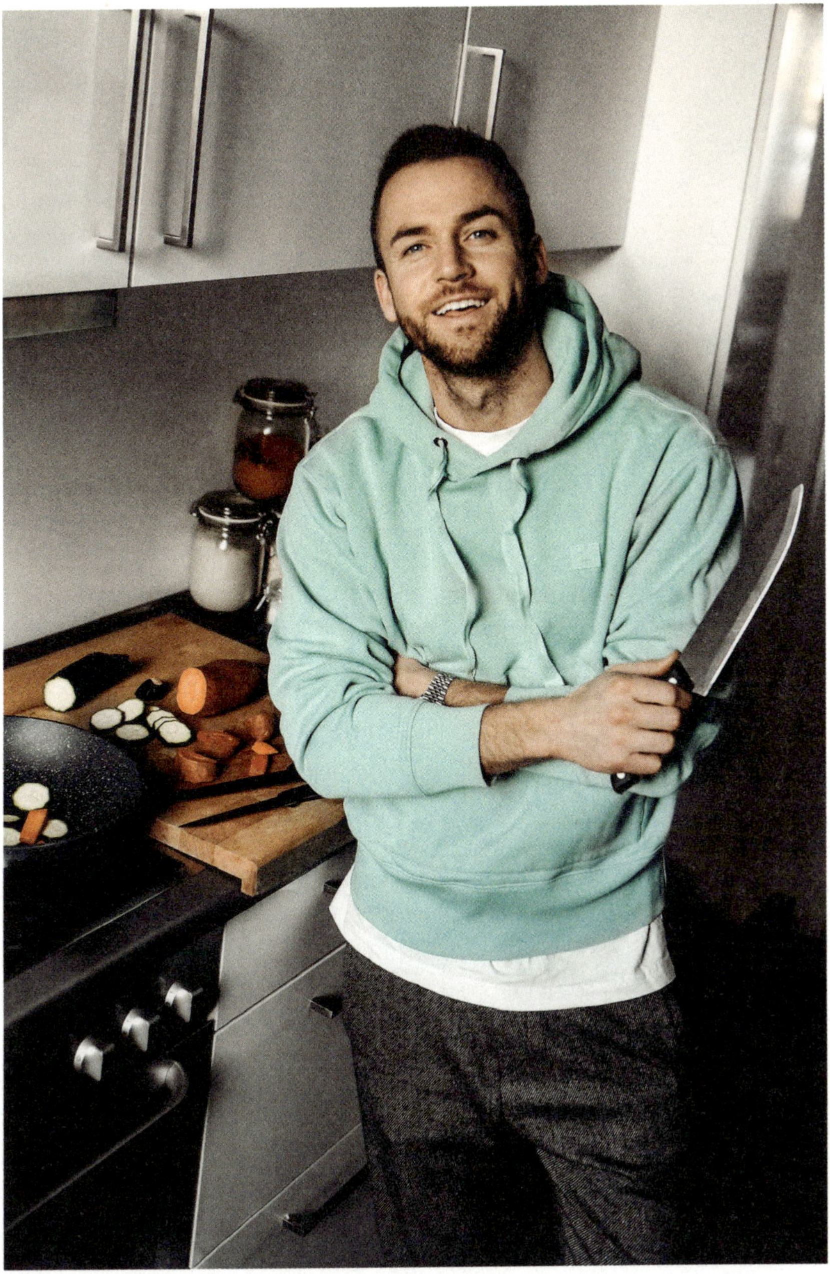

GLUTENFREIE PIZZA

Zubereitungszeit ca. 10 Min. + 20–30 Min. Gehzeit + ca. 15 Min. Backzeit, Zutaten für 2 Pizzen

Jeder von uns mag doch Pizza. Trotzdem habe ich sie lange nicht gegessen, weil der Teig ja aus Weizenmehl ist. Aber es geht auch glutenfrei. Zu Hause nehme ich für den Teig ehrlich gesagt meistens eine Backmischung für Proteinpizza, doch dieses Rezept hier schmeckt auch super.

Für den Teig: 500 g glutenfreie Backmischung für helles Brot oder Hefeteige/1 Päckchen Trockenhefe/1 TL Salz/1 TL Vollrohrzucker/ 2 EL Olivenöl

Für den Belag: Tomaten- oder Pizzasauce (am besten ohne Zucker und andere Zusatzstoffe)/Oregano oder Pizzagewürz/Paprika/Zucchini/Tomaten/Ananas/geriebene vegane Käsealternative/Rucola/ Avocado (oder was du sonst so magst)

1 Das Mehl in einer großen Schüssel mit der Trockenhefe, dem Salz und dem Zucker vermischen (die Miniportion Zucker braucht es ausnahmsweise als Futter für die Hefe, damit der Teig richtig aufgeht). Das Öl und außerdem nach und nach 450 ml Wasser dazugeben und das Ganze mit den Händen oder in der Küchenmaschine zu einem geschmeidigen Teig verkneten (dauert ein bisschen).

2 Zwei Backbleche mit Backpapier belegen, den Teig teilen und jeweils eine Hälfte mit einem Nudelholz (Flasche geht auch) ausrollen, aufs Blech legen, ein angefeuchtetes Handtuch drüberbreiten und an einem warmen Ort 20–30 Min. gehen lassen.

3 Den Backofen auf 200° (Umluft) vorheizen. Das Gemüse für den Belag waschen, putzen und in Scheiben oder Stücke schneiden. Die Pizzaböden mit Pizzasauce bestreichen und nach Geschmack noch Oregano oder Pizzagewürz darüberstreuen. Die Bleche dann schon mal für ca. 5 Min. in den Ofen, um die Böden ein bisschen vorzubacken.

4 Die Bleche wieder aus dem Ofen holen, die restlichen Zutaten bis auf den Rucola und die Avocado auf den Pizzen verteilen und sie dann ca. 10 Min. fertigbacken. Herausnehmen, noch schnell das Grünzeug drauf – fertig!

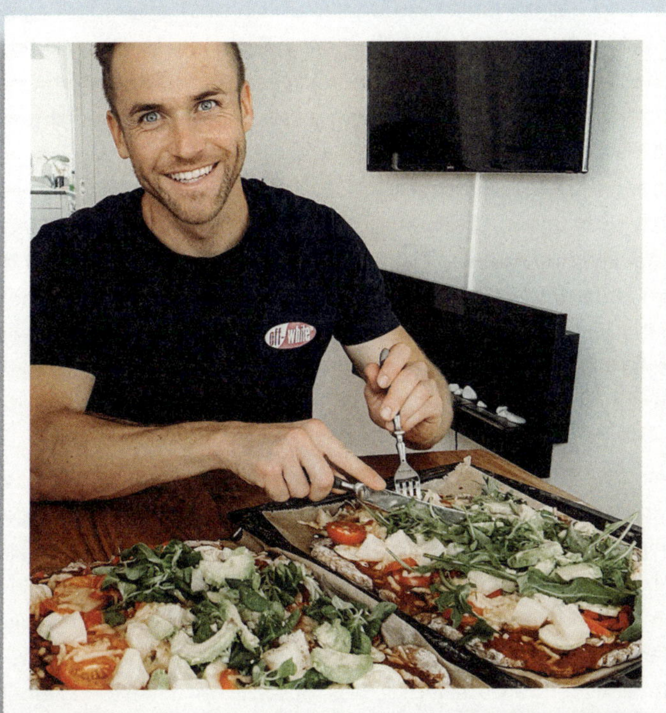

LITTLE HELPER

Seit der Dickdarm fehlt, kann mein Körper nicht mehr so viel von den Kalorien und Nährstoffen aus der Nahrung aufnehmen wie früher. Damit ich trotzdem auf meine Ration komme, ohne mich morgens, mittags und abends total vollzustopfen, esse ich einfach noch was zwischendurch, zum Beispiel eine Handvoll Nüsse oder einen veganen Riegel.

Gerade bei diesen Snacks habe ich mir übrigens angewöhnt, total gründlich zu kauen, was ich jetzt bei jedem Essen mache. Dabei hat mich meine Mama früher immer ermahnt, nicht so schnell zu futtern. Ich habe nämlich immer geschlungen, was vielleicht auch daran lag, dass ich zwei große Geschwister hatte und immer ein bisschen Futterneid herrschte.

Ich fand das ständige Genörgel natürlich doof, aber mittlerweile habe ich gemerkt: Ich habe eine viel bessere Verdauung und einen besseren Stuhlgang, wenn ich vernünftig kaue. Wenn ich zum Beispiel Brokkoli nicht richtig kaue – ich weiß, das ist jetzt etwas eklig –, kommt er unten quasi genauso raus, wie ich ihn oben reingestopft habe. Der Dünndarm allein schafft das einfach nicht mehr. Verdauung beginnt einfach schon im Mund. Abgesehen davon werde ich viel schneller satt, wenn ich gründlich kaue, und es schmeckt auch besser, weil sich die Aromen viel mehr entfalten können. Du kannst also ganz viele Weichen stellen, wenn du die richtigen Produkte isst und diese Produkte vernünftig kaust.

Das mit der Verwertbarkeit betrifft natürlich auch die Vitamine und Mineralstoffe. Ganz einfach, weil der Körper, wenn der Darm entzündet ist und erst recht, wenn er wie bei mir zum Teil herausoperiert wurde, nicht mehr so viele davon aus der Nahrung aufnehmen kann wie davor. Es ist daher schwierig, den Bedarf allein durch die Ernährung zu decken. Zudem haben Untersuchungen gezeigt, dass zusätzliche Vitalstoffe einen günstigen Einfluss auf die Darmflora heben. Bei chronisch entzündlichen Darmerkrankungen wie Colitis ulcerosa sollte die Einnahme solcher Präparate allerdings immer in Rücksprache mit dem Arzt erfolgen.

Ich führe meinem Körper mit guten Nahrungsergänzungsmitteln das zu, was er sich selbst nicht mehr holen kann. Für Veganer wie mich ist dazu auch B_{12} superwichtig, denn dieses Vitamin kommt auf natürliche Weise nur in tierischen Nahrungsmitteln vor. Morgens geht bei mir daher nichts ohne meine Darmbakterien, zwei Kapseln mit Frucht- und Pflanzenextrakten für die Vitalstoffe und Vitamin B_{12}. Und einmal im Monat lasse ich mir noch immer eine Infusion mit hoch dosierten Vitaminen geben. Das ist quasi ein Überbleibsel von der Mi2.vie-Therapie.

Was ich außerdem in der Zeit zwischen den OPs für mich entdeckt hab, sind grüne Smoothies – aber nur selbstgemacht, nicht die Gekauften. Die enthalten nämlich immer jede Menge Zucker, der die ganzen gesunden Stoffe darin »aushebelt«.

Mit Smoothies kannst du wirklich komprimiert sehr viele Vitalstoffe zu dir nehmen. Spinat, Gemüse, Heidelbeeren, auch mal eine Banane oder Avocado wegen der Kalorien, Spirulina-Algen … Durch das Mixen werden die Fasern schon aufgeschlossen und sind so sehr viel leichter verdaulich als normale Rohkost. Trotzdem solltest du einen Smoothie nie wie einen Saft trinken, sondern langsam und in kleinen Schlucken. Er ist eine komplette Mahlzeit und am besten ist es sogar, ihn noch zu kauen, auch wenn das irgendwie ziemlich dämlich aussieht.

In der heißen Phase war das wirklich so ziemlich alles, was ich gegessen habe. Ich habe einfach immer wieder das Gleiche gefuttert. Ich war zwar entsprechend deprimiert und habe mich immer wieder gefragt, wie lang ich das wohl noch durchhalten würde. Aber ich wollte es auch unbedingt durchziehen.

MAKRO- UND MIKRO-NÄHRSTOFFMANGEL

Wie steht es um die Versorgung mit Vitaminen und Mineralstoffen und braucht es bei Colitis ulcerosa spezielle Nahrungsergänzungsmittel, um den Bedarf daran zu decken?

Da die Aufnahme von Makro- und Mikronährstoffen aus der Nahrung größtenteils im Dünndarm erfolgt, sind bei der Colitis ulcerosa – verglichen mit Morbus Crohn, der hauptsächlich den Dünndarm betrifft – einzelne Mängel von nachrangiger Bedeutung. Gerade ein Vitaminmangel ist bei Colitis ulcerosa eher selten, und wenn betrifft er vor allem Vitamin B_{12}, Vitamin D und Folsäure. Bei den Mineralstoffen kann es an Magnesium, Zink oder Calcium mangeln. Auch Eisenmangel ist aufgrund der teilweise blutigen Diarrhö häufiger, hier ist auf entsprechende Kontrollen und Substitutionen zu achten. In Phasen sehr aktiver Entzündungen sind durch die Durchfallaktivität auch Verluste von Eiweiß, Flüssigkeit, Blut und Blutsalzen zu bedenken.

Sofern Medikamente eingenommen werden, ist bei Kortisonpräparaten auf die ausreichende Versorgung mit Zink, Vitamin C, Vitamin B_6 und Vitamin D zu achten, bei Sulfasalazinen auf die von Folsäure und Eisen und bei Colestyramin auf jene von Vitamin D, Vitamin B_{12} und Eisen.

Was bringen Nahrungsergänzungsmittel?
Vielen Nahrungsergänzungsmitteln werden in Zusammenhang mit der Colitis ulcerosa positive Wirkungen nachgesagt und in Einzelfällen lassen sich diese auch tatsächlich erzielen. Aufgrund der fehlenden klinischen Studienlage entsprechen diese Präparate aber nicht der medizinischen Lehrbuchmeinung, sodass sie von Ärzten meist nicht empfohlen werden.

Zu den möglicherweise günstig wirkenden Substanzen zählen Glutamin, dass die Schleimhautbarriere kräftigt, hochdosierter grüner Tee, der an der Schleimhautbarriere antientzündlich wirkt, sowie Weihrauchpräparate, Aloe-Vera-Präparate, Nachtkerzenöl, Wurmeier vom Peitschenwurm, Lecithin, Wermutpräparate und einige andere. Daher kann ein individueller unterstützender Therapieversuch – beispielsweise in der Remissionsphase – unternommen werden, um nach eigenem Ermessen über die weitere Einnahme zu entscheiden. Dabei sollte man aber nicht vergessen, dem behandelnden Arzt die Einnahmen mitzuteilen, damit andere Medikationen gegebenenfalls in der Dosierung angepasst werden können.

AUCH FLÜSSIGKEIT IST WICHTIG

Trinken ist für den Stoffwechsel mindestens genauso wichtig wie essen. Das gilt erst recht bei einer chronischen Darmkrankheit, denn dann verlierst du über den Stuhl viel mehr Flüssigkeit als normalerweise. Das gilt umso mehr bei einem Schub: Auch wenn du vorher schon gedacht hast, du trinkst viel, musst du jetzt noch eine ordentliche Schippe draufpacken. Ich habe in meiner schlimmsten Phase alles, was ich zu mir genommen habe, direkt wieder verloren. Der Flüssigkeitsverlust war zeitweise sogar so hoch, dass ich es einfach nicht mehr geschafft habe, ihn zu kompensieren.

Das war natürlich ein Extremfall, aber auch sonst gibt es in meinen Augen nichts Wichtigeres, als genug zu trinken. Bei mir sind es heute am Tag mindestens drei Liter, lieber vier, auch wenn ich dann ständig auf die Toilette rennen muss. Ich habe aber einfach gemerkt, dass es mir damit viel besser geht. Deshalb warte ich gar nicht erst, bis ich durstig bin, sondern habe immer eine Tasse, ein Glas oder eine Flasche griffbereit, damit ich jederzeit einen Schluck daraus nehmen kann.

Früher habe ich dabei allerdings nur darauf geachtet, dass die Getränke zuckerfrei waren. So lange »light« oder »sugarfree« darauf stand, waren auch Soft- und Energydrinks okay. Hauptsache keine Kalorien, das war mein Maßstab. Heute trinke ich nur noch stilles Wasser und Tee. Natürlich kannst du dir auch mal einen Saft gönnen, aber bei Entzündungen ist die Fruchtsäure darin nicht ideal – genauso wenig wie die Kohlensäure in Sprudelwasser. Ich dachte ja immer, du stößt das automatisch wieder hoch, aber mein Darm kommt da echt gar nicht damit klar. Ich kriege richtig Wamsrammeln davon.

Ich habe mich daher auch intensiv mit der Qualität unseres Leitungswassers beschäftigt. Es gilt ja allgemein als gut, allerdings wurden die Studien dazu sicher nicht mit Colitis-ulcerosa-

Patienten durchgeführt. Um sicher zu gehen, dass es keine Rückstände und Schadstoffe mehr enthält, die meinen Darm reizen, habe ich mir einen Wasserfilter angeschafft, der gerade in akuten Phasen sein Geld mehr als wert war.

Was ich früher gar nicht so auf dem Schirm hatte, ist Tee. Dabei ist er wirklich eine super Nummer, auch weil er warm ist. Das mag der Darm. Kaltes finden wir vielleicht erfrischend, für unseren Darm ist es der blanke Horror.
Das Tolle an Tee ist auch, das es so viele Sorten gibt, unter anderem solche, die beruhigend wirken und dazu wieder zur Stressregulation beitragen. Meine Akupunktur-Therapeutin, die eine Ausbildung in Traditioneller Chinesischer Therapie hat, hat mir in meiner heißen Phase je nach Befindlichkeit ein Rezept für eine ganz spezielle Kräutermischung aufgeschrieben, die ich mir dann in der Apotheke mischen ließ. Das hat mir immer sehr gutgetan und sich ein wenig intensiver damit zu beschäftigen, kann sicher nicht schaden.

Es gibt einige, die mich für meinen »Wasserwahn« belächeln, aber ich lass sie einfach lächeln – genauso wie die Ärzte damals, als ich anfing mich vegan zu ernähren. Es geht schließlich um meinen Körper, nicht um ihren.

Allen, die in der Früh (oder auch mal tagsüber) etwas zum Wachmachen brauchen, empfehle ich Grünen Tee. Er enthält nicht nur ordentlich Koffein, sondern wirkt dazu auch noch entzündungshemmend. Gut sind in dieser Hinsicht auch Kurkuma- und Ingwertee, wobei man bei Letzterem aufpassen muss, dass er nicht zu scharf ist. Das kann den Darm nämlich auch wieder reizen. Auf Kaffee verzichte ich seit den OPs dagegen komplett, weil umstritten ist, ob er Entzündungen anheizt oder nicht. Und weil ich damals grundsätzlich gesagt habe, dass ich keine halben Dinger mache, habe ich ihn eben weggelassen – und dabei ist es geblieben.

RAUS AUS DER STRESSFALLE

Wer etwas erreichen will, muss alles dafür geben, so denke ich auch heute noch. Aber ich weiß mittlerweile auch, dass alles seine Grenzen hat …

Als mir mein Arzt nach der OP erklärt hatte, dass er nicht mehr wüsste, was er noch tun sollte, war das für mich der Punkt, an dem die Alarmglocken angingen und ich dachte: »Wenn die nicht mehr wissen, was sie machen sollen, dann musst du es eben allein rausfinden.« Ich war an einem Punkt angekommen, an dem ich mir gesagt habe: »Ich mach jetzt alles dafür, dass es mir besser geht. Und ich will, dass das klappt.« Am Ende war es also die eigene Motivation, die mir aus dem Tief geholfen hat.

Für mich war das ein Riesenschritt, der noch dazu viel Arbeit bedeutete. Denn weil ich Angst hatte, dass es nicht reichen würde, nur meine Ernährung umzustellen, wollte ich unbedingt noch mehr tun und möglichst viele Hebel gleichzeitig in Bewegung setzen. Ich wollte ein paar Variablen ausprobieren und mich breit aufstellen, um zu schauen, was ich optimieren könnte. Das Dumme war nur, dass ich keinen blassen Schimmer davon hatte, welche Methoden es gab und wer mir helfen könnte. Also begann ich abermals zu recherchieren und wandte mich auch einfach wieder an meine Follower. Von ihnen war mir, seit ich auf Instagram über meine Krankheit gesprochen hatte, schon wahnsinnig viel zugetragen worden. Dafür war und bin ich echt dankbar.

Gerade in der ersten Zeit habe ich wirklich so ziemlich alles ausprobiert, von dem ich erfahren oder gelesen habe. Einmal war

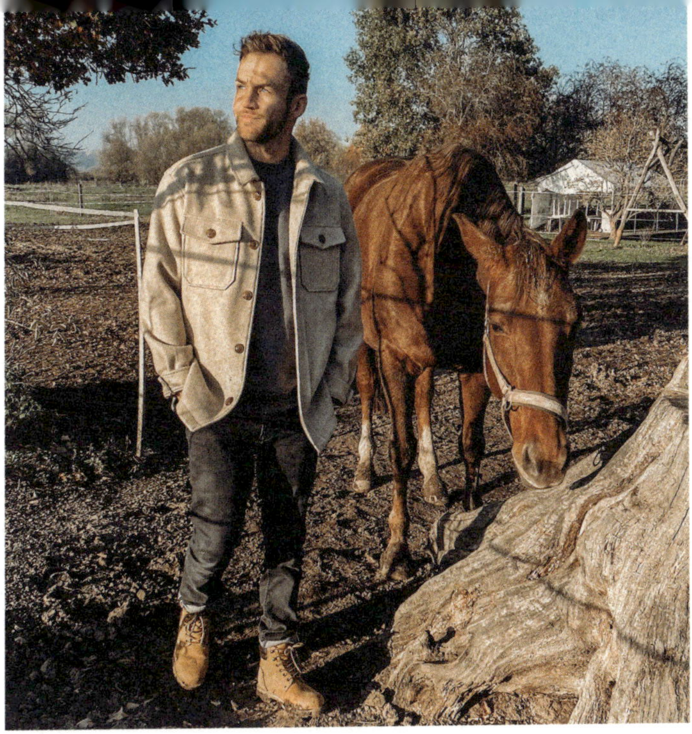

ich sogar bei einer selbsternannten Heilerin, die ein Pendel über mir hin und her geschwungen hat. Totaler Quatsch, aber ich habe damals in meiner Verzweiflung echt nach jedem Strohhalm gegriffen.

Am Ende war es echt schon ein regelrechter Fulltimejob, gesund zu werden, und nach einem guten halben Jahr kam ich an den Punkt, da haben mich die ganzen Therapien nur noch gestresst. »Jeden Tag irgendwo anders hinzufahren, jeden Tag an einen anderen Schlauch geklemmt zu werden, das kann es doch auch nicht sein«, dachte ich. »Das bin ich ja genauso am Rödeln wie früher.« Gleichzeitig war ich aber auch stolz wie Oskar, dass ich schon so achtsam im Umgang mit mir selbst geworden war, dass ich es überhaupt gemerkt hatte, dass ich wieder in die Stressfalle zu schlittern drohte. Diese Grenzen sind schließlich ziemlich unscheinbar und es dauert, ein Gespür dafür zu entwickeln, wann es zu viel wird. Ich erinnere mich, dass meine Akupunkturtherapeutin einmal gesagt hatte: »Das Geheimnis ist, zur Ruhe zu kommen und sich zu fühlen.«

Klar, du kannst die ganzen Therapien machen, aber wenn sie dich unter Druck setzen, sind sie eher kontraproduktiv. Also habe ich Tabula rasa gemacht und ordentlich ausgesiebt und mich gefragt: »Was tut mir wirklich noch gut und auf was kann ich auch verzichten?« Die Akupunktur und Mie2.vie-Therapie zum Beispiel habe ich noch ziemlich lang durchgezogen, insgesamt war es am Ende ein gutes Jahr. Das hat mir beides einfach unheimlich gutgetan. Andere Sachen wie die Ozontherapie habe ich sein lassen. Ich fand das ganze Prozedere, bei dem dir Blut abgezapft, außerhalb des Körpers mit Sauerstoff angereichert und dann wieder injiziert wurde, extrem unangenehm. Und der Gedanke daran, dass man das regelmäßig machen müsste, damit man einen Erfolg sieht, war mir total unangenehm.

Letztendlich bin ich sozusagen von der Fremdtherapie in die Eigentherapie gekommen – und aktuell bin ich in gar keiner Behandlung mehr, sondern mache lediglich einmal mit Monat meine intravenöse Vitaminkur. Zwischendurch war es aber auch damit mal echt schlimm. Ich hatte zwar nie Probleme mit Nadeln, aber am Schluss konnte ich sie nicht mehr sehen, ich hatte richtig vernarbte Venen von den ganzen Nadeln und Zugängen und eine richtige Antihaltung entwickelt. Aber das geht jetzt auch wieder.

Rückblickend war es dann sogar eine recht simple Sache, die mir wirklich geholfen hat. Ich habe gelernt, einen Gang runterzuschalten und den Stress, den ich mir und meinem Körper 24/7 gemacht habe, zu reduzieren.

DEN ALLTAG ENTSCHLEUNIGEN

Im Zuge des Eigenstudiums habe ich immer wieder gelesen, dass Stress maßgeblich für meine Krankheit mitverantwortlich für sein kann. Also habe ich überlegt, wie die vergangenen Jahre eigentlich waren: Ich hatte, seit ich denken kann, immer Hummeln im Hintern. Meine Eltern haben, auch als ich längst erwachsen war, oft gesagt: »Jetzt fahr mal runter.« Aber ich habe den ganzen Stress immer ausgeblendet. Denn am Ende war ja eine Summe X auf meinem Konto und ich hatte immer das Gefühl, es hätte sich letztendlich ausgezahlt. Du willst dir das ja auch selbst gar nicht eingestehen, dass du an deine Grenzen kommst und es dir zu viel wird. Ich zum Beispiel dachte immer: »Mensch Philipp, du bist jung, da musst du doch was aushalten. Schau dir doch mal die ganzen Manager an, was die alles leisten müssen. Die haben Stress. Aber du?«

Es war ein großer Schritt, mir darüber klar zu werden, dass ich eigentlich ständig unter Strom stand. Mal zu überlegen: »Okay, was geht ab in meinem Alltag, was belastet mich«. Mich mal ein paar Minuten rauszunehmen, über alles nachzudenken und mir zum Beispiel zu sagen: »Hey, es ist absolut nicht normal, dass ich erst nachts um 22 Uhr den Laptop zuklappe und aufhöre zu arbeiten.« Das ist zwar alles passioniert und toll und man will ja auch vorankommen. Aber das hat eben alles überhaupt keinen Rhythmus. Wir leben in einer unglaublichen Leistungsgesellschaft und Stress ist für viele einfach etwas ganz Normales geworden. Das ist er aber nicht!

Dass meine Krankheit etwas mit diesem Lebensstil zu tun haben könnte, kam mir erst recht nicht in den Sinn. Ich dachte immer, dass Stress etwas ist, das im Kopf abläuft und habe nicht verstanden, wenn jemand gesagt hat: Stress schlägt auf den Darm. Das war für mich einfach nicht greifbar. Wie kann ein Gedanke, der nur in meinem Kopf existiert, Auswirkungen auf so etwas Greifbares wie meinen Darm haben? Erst als ich verstanden habe, dass meine Beschwerden abnahmen und die Schmerzen weniger wurden, wenn ich ruhiger wurde, habe ich erkannt: »Okay, alles hängt zusammen.«

Es ist echt wichtig, das zu verstehen, und dass kein Teil in unserem Körper für sich allein agiert. Wenn du zum Beispiel negativ denkst und dir immer nur einredest, dass das ganze Leben Scheiße ist, ist der Körper irgendwann selbst auch so drauf. Wenn du dagegen positiv denkst, den Kopf frei hast und mit einer anderen Einstellung an die Dinge gehst, ist der Körper auch ganz anders. Du hast dann eine ganz andere Ruhe und eine andere Motivation.

Zu erkennen, dass ich Stress hatte, war das eine. Das andere war, anschließend auch etwas dagegen zu tun. Dabei stellte ich schnell fest: Es gibt unglaublich viele Methoden der Stressbewältigung. Allerdings habe ich auch bald gesehen, dass sie im Endeffekt alle auf dasselbe hinauslaufen: sich fühlen zu lernen, in sich zu kehren und loszulassen. Das Ziel ist eigentlich immer, sich aus der Situation und den sich ständig im Kreis drehenden Gedanken herauszunehmen. Aus dem Gedankenkarussell auszubrechen und ganz bei sich zu sein.

Dieses Zur-Ruhe-Kommen, dieses Mal-tief-Durchatmen und In-sich-Hineinfühlen hört sich jetzt vielleicht erst mal old school an, ist aber wirklich das Geheimnis. Und die meisten Menschen tun sich gerade damit unglaublich schwer. Mir ist es auch alles andere als leichtgefallen und ich musste erst lernen, anders mit Stress umzugehen – zumal das bedeutete, bei Instagram meine ganzen Kooperationen runterzufahren.

Ich musste lernen, welche Basics für mich gut sind – und sie dann vor meine beruflichen Verpflichtungen stellen. Dass du für dich selbst Punkte stecken musst, die dir kein anderer vorgeben kann, weder deine Eltern noch dein Boss oder dein Partner, war dabei erst mal ungewohnt. So wie ein Schulkind, das Schreiben lernt, musste ich mühevoll lernen, selbst die Verantwortung für meinen Körper zu übernehmen.

Heute schaffe Ich es zum Beispiel gut, auch mal Nein zu sagen. Das konnte ich früher nie, da habe ich alles angenommen. Jede Rolle, jeden Werbeauftrag, jede Einladung. Bei jeder Anfrage dachte ich: »Das muss ich machen. Das bringt Cash. Das zahlt mir die Miete.« Aber dass das auch Stress ohne Ende mit sich brachte, war mir nicht bewusst. Und manchmal verdrängte ich es auch einfach.

Genauso muss ich mittlerweile nicht mehr alles immer sofort erledigen. Ich habe heute kein Problem damit, wenn ich eine E-Mail nicht noch am selben Abend beantworte, sondern erst am nächsten Tag. Das ist völlig okay. Viel wichtiger ist mir, dass ich genug Schlaf bekomme. Meine Mutter erzählt ja heute noch

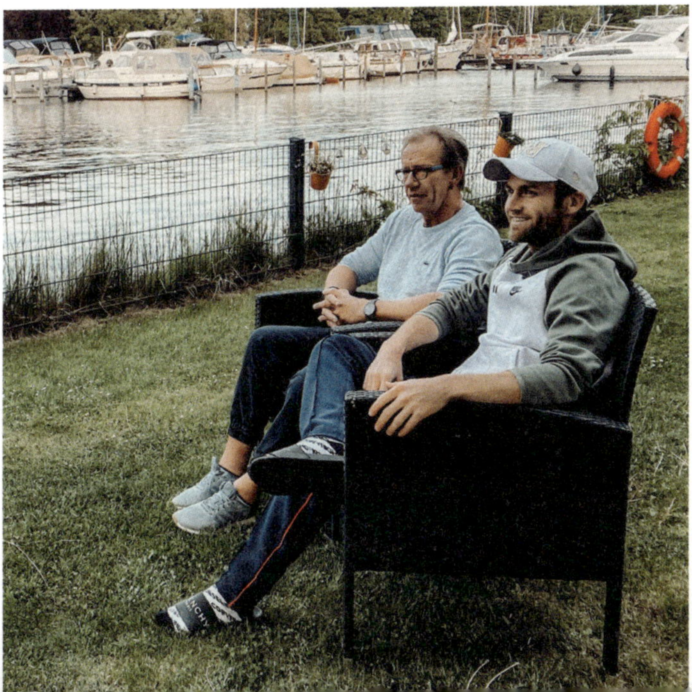

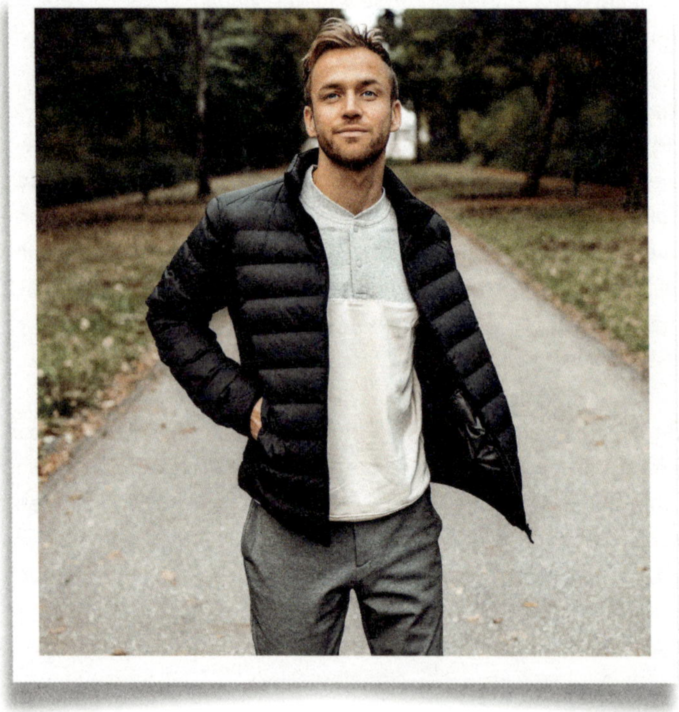

gern, dass ich als Kind immer Vollgas gegeben habe und am Abend einfach irgendwann umgekippt und eingeschlafen bin. Ich habe nie gesagt: »Ich bin müde« oder »Ich geh jetzt mal ins Bett.« Das habe ich auch als Erwachsener beibehalten. Ich ging erst schlafen, wenn ich nicht mehr konnte und am Laptop eingenickt bin.

Dabei ist gerade Schlafen nicht einfach nur Pflichtprogramm, sondern total wichtig für die Regeneration. Du kannst trainieren wie ein Bär: Wenn du nicht schläfst, wirst du keine großen Ergebnisse feststellen. Denn Muskeln wachsen im Schlaf. Mit dem Stress ist es leider genau umgekehrt, denn durch zu wenig Schlaf staut sich immer mehr davon an. Einfach weil der Körper nicht genug Zeit hat, mal runterzufahren. Wenn du also einen harten Job oder Alltag hast, solltest du dir zumindest abends eine Deadline setzen. Meine ist aktuell 23 Uhr – und das halte ich bis auf ganz wenige Ausnahmen wirklich ein. Ab 23 Uhr ist alles egal. Dann wird das Handy ausgemacht und ich lege mich hin. Wenn ich am nächsten Tag um sechs oder sieben Uhr aufstehe, habe ich meine sieben Stunden auf jeden Fall geschafft. Und die braucht der Körper einfach, um gesund zu bleiben. Das ist sogar wissenschaftlich erwiesen. Deswegen ist der unter Leistungsträgern beliebte »Wettkampf«, wer mit dem wenigsten Schlaf auskommt, einfach nur doof.

Es gibt mittlerweile sogar echt ab und zu Tage, an denen mir das alles scheißegal ist. Wenn zum Beispiel ein Freund meine Hilfe braucht. Früher habe ich das auch noch irgendwie mit in den Tag gestopft. Heute konzentriere ich mich ausschließlich auf diesen Menschen – und den Rest erledige ich einfach am nächsten Tag. Auch das trägt dazu bei, dass ich viel mehr im Gleichgewicht bin.

ALLES EINE FRAGE DER ORGANISATION

Das persönliche Stresslevel hat ganz viel auch damit zu tun, wie man seinen Alltag angeht. Und ich kann heute mit bestem Gewissen sagen: Bevor man zu irgendwelchen krassen Medikamenten greift, sollte man immer erst mal auf seinen Tagesablauf schauen und ausprobieren, wo man Slots für sich selbst einbauen kann. Wie sich der Tag besser strukturieren lässt, um ab und zu aus dem Hamsterrad auszubrechen.

Es hört sich wirklich komisch an zu sagen: »Ich strukturiere jetzt mal meinen Tag durch, das ist gut für die Gesundheit. Alles klar.« Aber es ist wirklich so. Mich haben diese Regelmäßigkeit und diese Abläufe total effektiv runtergebracht, weil sie ein bisschen den Speed aus meinem Tag rausgenommen haben. Und das ist wichtig, auch wenn es sich am Anfang vielleicht nicht so anfühlt, weil wir es einfach gewohnt sind, ständig irgendwas zu machen. Es war für mich erst mal sogar ein richtiger Kampf, mir zum Beispiel beim Aufstehen zu sagen: »Philipp, jetzt schaust du aber nicht direkt aufs Handy.« Dadurch füllst du dich nämlich nur gleich wieder mit fremden Impulsen und denkst über Sachen nach, die du noch gar nicht brauchst. Auch das ist Stress.

Heute gehe ich es langsam an. Ich lass das Handy aus und starte alleine in den Tag. Ich steh auf, mach mich frisch und dann gibt es eine Goldene Milch mit Kurkuma und pflanzlicher Milch. Damit stell ich mich ans Fenster und atme erst mal durch. Das ist meine Zeit. Ich schau einfach raus, konzentriere mich auf meine Atmung und sammle mich. Geschmacklich war das mit der Kurkuma in der Milch zwar schon gewöhnungsbedürftig, aber sie hat eine stark antientzündliche Wirkung. Ich sehe so etwas zudem definitiv wie beim Kraftsport: Es muss nicht alles beim ersten Mal mega schmecken. Aber du musst dir bewusst sein: Das, was du da zu dir nimmst, erzielt eine gute Wirkung. Das war für mich auch hier der ausschlaggebende Punkt.

Allein das fällt vielen aber schon schwer, weil sie denken. »Dann brauche ich ja morgens noch mehr Zeit, wenn ich erst mal in Ruhe mein Glas Milch trinken soll. Und dann noch dieses Atmen. Das dauert ja ewig.« Aber wenn du betroffen bist, wirst du es zu schätzen wissen. Du knallst einfach nicht gleich in den Tag und füllst dein Hirn mit irgendwelchen Informationen, die später ohnehin kommen. Stattdessen bist du erst mal ein bisschen bei dir und lädst dich mit positiver Energie auf. Du wirst sehen: Dein Körper wird es dir danken.

Auch beim anschließenden Frühstück versuche ich übrigens, das Handy noch auszulassen. Danach können Termine, Telefonate und Mails kommen, aber zuerst bin ich an der Reihe. Das mit dem Frühstück ist überhaupt so ein Ding: Es ist einfach nachweislich gut, wenn du dir morgens genug Zeit dafür nimmst. Und wenn es nur 30 Minuten sind: Diese 30 Minuten sind Gold wert, denn der Körper honoriert diese Auszeit, in der du dich wirklich nur auf ihn konzentrierst.

Wenn du dir unterwegs zur S-Bahn einen Kaffee und ein Croissant holst, stillst du damit zwar den Hunger und damit eines deiner Grundbedürfnisse. Aber rein gesundheitlich ist das nicht gut, denn der Körper sollte beim Essen Ruhe haben. Klar, es gibt Menschen mit gesundem Darm, denen das nichts ausmacht. Aber wer in dieser Hinsicht Probleme hat, für den ist diese To-Go-Mentalität absolut nichts.

Als ich anfing, meinen Alltag besser zu strukturieren, fiel mir auf, dass Essen bei mir sehr oft nebenbei und eher unregelmäßig geschah. Vielleicht lag das auch daran, dass ich bis dahin gedacht hatte: »Wenn ich nichts esse, geht es meinem Darm gut, weil er mal eine Auszeit hat.« Dabei ist es genau umgekehrt. Der Darm braucht was für die Peristaltik. Der muss durchblutet werden und das klappt nur, wenn er was zu tun hat. Deswegen bin ich auch ganz weg vom intermittierenden Fasten, bei dem man 16 Stunden oder sogar noch länger gar nichts isst. Für Darmkranke wie mich ist das nichts. Unser Darm fühlt sich wohl, wenn er regelmäßig mit den richtigen Sachen gefüttert wird.

Ich habe auch gemerkt, dass es schon viel bringt, wenn du nicht an einem Tag was nebenbei am Schreibtisch isst, am nächsten zwischen zwei Terminen schnell im Laufen, am dritten im Stehen am Kiosk … Unser Körper ist in gewisser Weise ein Gewohnheitstier, der mag es, wenn er weiß, was als Nächstes ansteht und er nicht immer in »Hab-Acht-Stellung« sein muss, weil er nicht weiß, was gleich passiert. Auch beim Essen. Ich versuche heute zum Beispiel, einigermaßen pünktlich gegen 13 Uhr Mittag zu essen. Ich hau mir aber keine Nudeln oder andere

Kohlenhydrate mehr rein, wie es normalerweise oft empfohlen wird, weil dir diese Lebensmittel angeblich neue Energie für den Nachmittag schenken. Es stimmt schon, dass dadurch der Blutzuckerspiegel nach oben schießt und du dich deswegen wach und fit fühlst. Aber er sackt genauso schnell auch wieder nach unten, und dann bist du erst recht schlapp. Bei Vollkornprodukten ist diese Gefahr zwar nicht so groß. Allerdings sind sie auch schwerer verdaulich und daher für mich leider nicht optimal. Ich setze deswegen eher auf leicht Verdauliches und bin zum Beispiel mittlerweile großer Fan von Erbsen-, Lupinen- und Reisprotein. Die ganzen Ersatzprodukte mit Soja bekommen mir dagegen irgendwie nicht so gut. Das hatte ja schon der Bluttest nach der OP gezeigt, auch wenn es damals unverarbeitetes Soja war. Wenn ich »Sojahack« esse, geht es mir schlecht, ich fühle mich abgeschlagen und voll, habe einen Blähbauch und muss auf die Toilette … Da kann ich eigentlich die Uhr danach stellen.

Allerdings kann ich die ganzen Hülsenfrüchte erst wieder essen, seit ich keinen Beutel mehr trage. Damals musste ich alles weglassen, was bläht. Zwiebeln, Knoblauch, Kohl, Linsen, Erbsen, Kichererbsen: alles tabu. Denn der Beutel füllt sich mit Luft und kann sich dann lösen oder sogar platzen. Davor hatte ich solche Angst, dass es mir nicht schwerfiel, zu verzichten.

Brot war damals übrigens auch so ein Thema. Selbst wenn es gluten- und hefefrei war: Wenn ich zuviel davon aß, wurde mein Stuhl schnell sehr dick. Und bei Körnern ging's echt rund, das ging gar nicht. Damit kriegst du den Ausgang sogar blutig. Das ist nichts für schwache Nerven.

Während ich früher ein richtiger Spätesser war, schaue ich heute darauf, dass es abends nicht zu spät wird. Vor den OPs habe ich mir oft nachts nach dem Training noch was geholt. Aber dann habe ich gelesen, dass Essen nach 20 Uhr sogar toxisch wirken

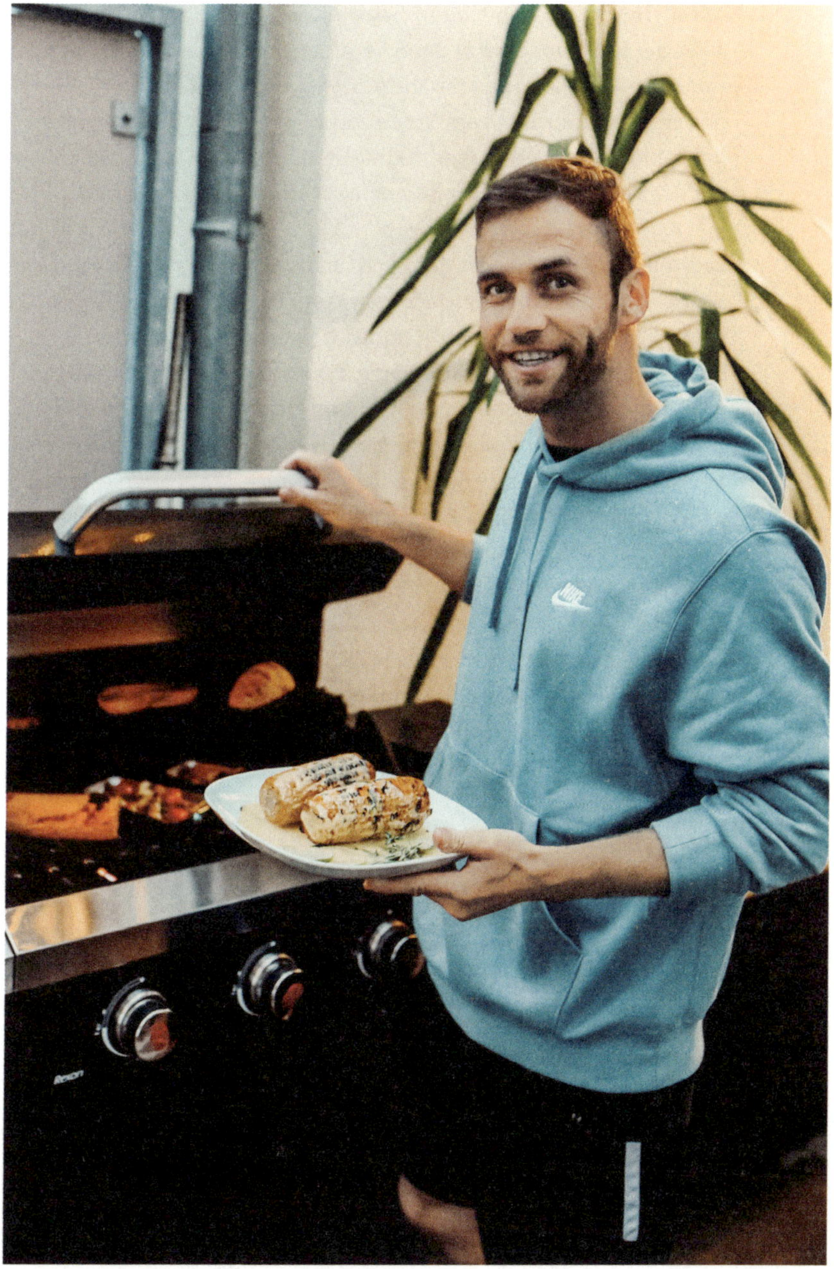

kann. Der Körper fährt beim Schlafen viele Funktionen runter, auch die Verdauung. Und dann liegt die Nahrung im Bauch und keiner weiß genau, was mit ihr passiert. Besser ist es, dem Magen noch genug Zeit zum Verdauen zu geben, ehe es ins Bett geht. Mein Ziel ist es daher mittlerweile, es vor 19 Uhr zu schaffen. Das klappt zwar nicht immer, aber ich bin weiterhin dran.

Das mit der Struktur hört natürlich nicht mit dem Frühstück auf, sondern zieht sich weiter durch den Tag. Die wenigsten werden einen klaren Ablauf haben – und das war bei mir genauso. Ich bin teilweise noch spätnachts zum Sport gegangen, weil ich es tagsüber einfach nicht geschafft habe. Ich wollte nach meiner Kündigung bei der Polizei allen beweisen, dass ich alleine in der freien Wirtschaft vorankomme. Durch eigene Kraft. Damit habe ich mich selbst gehörig unter Druck gesetzt. Einen geregelten Arbeitstag gab es dementsprechend natürlich nicht. Ich habe mich direkt nach dem Duschen an den Laptop gesetzt und bin da oft bis spätabends sitzengeblieben, um auf moderne Art Klinken zu putzen, damit mich die Agenturen, die Jobs für Social-Media-Marketing vermittelten, auf dem Schirm hatten und behielten. »Hallo, mein Name ist Philipp Stehler. Ich bin aktiv in den sozialen Medien, vielleicht passen wir ja zusammen, vielleicht habt ihr ein paar Kampagne, in die ihr mich miteinbeziehen könnt?« und so weiter. Das habe ich im großen Stil betrieben und richtig Gas gegeben.

Das ist natürlich auch eine Art von Stress, wenn du überall dabei sein, auf allen Hochzeiten tanzen und es jedem recht machen willst. Und diesen Drang haben ganz viele. Wenn ich nur an meine Mutter denke: Sie war früher immer die Erste, die morgens aufstand, und die Letzte, die ins Bett ging. Während wir anderen längst schliefen, hat sie noch die Wäsche gemacht und für den nächsten Tag vorgekocht. In gewisser Weise habe ich es also nie anders gekannt. Doch dieses ständige Husseln, dieser krasse Leistungsdruck, dieses Drängen: »Ich muss jetzt was bringen« – egal ob im privaten oder beruflichen Bereich –, ist einfach nicht normal. Für die Mitmenschen ist es sicher oft angenehm, aber für einen selbst ist das eine Einbahnstraße. Du kannst es einfach nicht jedem recht machen und irgendwann fährst du auch an die Wand.

Klar, dass ich mich damals so reingehängt habe, kommt mir bis heute zugute, denn ich bin immer noch bestens connected. Und ja, ich habe damit auch wirklich gut Geld verdient. Aber ich habe mich sprichwörtlich fast zu Tode gerackert. Lange habe ich davon nicht wirklich etwas mitbekommen – bis mein Körper irgendwann gestreikt hat, weil er einfach nicht mehr klarkam.

DIE KRAFT DER ATMUNG

Eine meiner wichtigsten Tagesroutinen ist das bewusste Atmen geworden. Dabei hätte ich früher garantiert jedem, der mir gesagt hätte, dass ich mal Atemmeditation machen würde, einen Vogel gezeigt. Aber dann wollte einer der Therapeuten, die ich auf der Suche nach Alternativen zur klassischen Colitis-ulcerosa-Behandlung aufgesucht hatte, mal nach dem Sympathikus und dem Parasympathikus schauen, also dem Stress- und dem Entspannungsnerv. Er erklärte mir, dass man die beiden ganz gezielt triggern könnte und schloss mich dazu an ein Messgerät an. Zunächst einmal sollte ich drei Minuten ganz normal atmen, dann noch einmal genauso lang nach einem bestimmten Muster: Wenn ein bestimmtes Zeichen auf dem Bildschirm auftauchte, sollte ich ein-, bei einem anderen Zeichen ausatmen.

Beide Male hat er dabei mein Stresslevel gemessen. Ich konnte mir nicht vorstellen, was dabei herauskommen sollte, aber tatsächlich ging die Aktivität des Stressnervs nach der angeleiteten Atmung sofort nach unten, während die des Entspannungsnervs anstieg. Nicht viel, aber doch deutlich genug, um mich sofort zu überzeugen. Ich dachte: »Wenn das nach drei Minuten schon so wirkt, was passiert dann erst, wenn man das zwei- oder dreimal am Tag macht und dann vielleicht fünf Minuten? Was könnte das dann erst alles auslösen?« Viele Sachen sind ja nicht direkt greifbar und dann glaubst du automatisch nicht an sie. Aber wenn du es dann plötzlich auf einem Display siehst, dass es tatsächlich funktioniert, das ist dann doch was anderes.

Bewusst zu atmen, ist so simpel, aber trotzdem vergisst man es ganz schnell, wenn man tagsüber immer so viel zu tun hat. Und dann fällt einem abends ein: »Ach Mensch, jetzt habe ich mir heute wieder nicht meine fünf Minuten für die Atmung genommen. Das habe ich jetzt ganz vergessen.« Das ist echt schade, denn ich habe selbst erlebt, dass schon dieser minimale Zeitaufwand bei der Stressregulierung so viel bewirken kann.

Wenn ich heute merke, dass es gerade in mir hochkocht und sich unter den Rippen so ein Druck aufbaut, ziehe ich daher sofort die Reißleine. Ich suche mir dann irgendwo eine ruhige Ecke und fange an, ganz bewusst zu atmen und mich sanft runterzuholen. Meistens reichen schon ein paar Minuten, damit ich mich besser fühle. Ich kann es wirklich jedem nur empfehlen.

VOM ATMEN ZUR MEDITATION

Wenn man das mit dem Atmen nicht nur drei Minuten macht, sondern länger, kann daraus eine richtige Meditation werden. Im Prinzip hat das schon der Arzt mit dem Messverfahren angedeutet, als er damals sagte: »Und jetzt versuchen Sie mal an nicht so viel zu denken.« Genau darum geht es nämlich.

Ehrlich gesagt ist Meditieren auch so etwas, womit ich mich ohne meine Krankheit vermutlich nie beschäftigt hätte. Ich habe das immer als esoterischen Quatsch abgetan. Dabei ist richtige Meditation echt krass. Aber man muss es üben, am besten mit einem erfahrenen Lehrer oder Therapeuten. Es gibt zwar tausende Meditations-Apps und YouTube-Videos und ich habe auch einige davon ausprobiert, weil ich dachte, dass ich das

Probier's mal aus:
3 Minuten
nichts machen.
Nicht bewegen,
nicht sprechen,
nicht lesen,
kein TV - nichts.
Nur kontrolliert
atmen.

locker alleine machen kann: »Da hältst du halt einfach mal ein paar Minuten die Klappe und denkst an Gott und die Welt«, dachte ich. Aber Pustekuchen! Genau das ist Meditation nämlich nicht. Sie soll die Gedanken stoppen, damit du dich selbst fühlen und ganz bei dir sein kannst – anstatt darüber nachzudenken, wie du den nächsten Job am besten erledigst. Das ist schwer und braucht viel Übung, aber wenn es klappt, ist das wahnsinnig entstressend. Zwischen den OPs habe ich teilweise sogar mehrmals am Tag meditiert. Einfach weil ich die Zeit dafür hatte. Ich habe ja damals länger nicht gedreht. Aber auch seit sich das wieder geändert hat, nehme ich mir mindestens einmal täglich Zeit zum Meditieren. Wenn du es irgendwann draufhast, ist das ja auch überall möglich. Am Anfang musste es echt absolut ruhig um mich herum sein. Schon wenn irgendwo nur ein Wecker gepiept hat, hat mich das abgelenkt und rausgebracht. Jetzt setze ich mich irgendwo hin, am liebsten draußen, und lege los. Und weder das Vogelgezwitscher noch der Autoverkehr ringsum können mich stören. Ich klinke mich einfach aus und atme drauflos …

AKUPUNKTUR

Natürlich hat das mit dem Struktur-in-den-Alltag-Bringen nicht gleich von einem Tag auf den anderen geklappt hat und auch heute funktioniert es nicht immer einwandfrei – allein schon wenn ich drehe. Aber auch dann halte ich zumindest morgens und abends meine Routinen ein. Und tagsüber versuche ich halt, was geht. Das ist immer noch besser als gar nichts. Und außerdem merke ich, dass ich immer besser darin werde.

Nach der ersten OP, als die Entzündungen im Dünndarm und der Speiseröhre noch akut waren, sah das allerdings noch ganz anders aus. Denn natürlich hat das mit dem Struktur-in-den-Alltag-Bringen nicht gleich von einem Tag auf den anderen geklappt. Du stehst ja nicht auf und sagst: »So, ab heute läuft alles anders.« Es hat Wochen gedauert, bis ich gemerkt habe: »Hey, krass, da kommt wirklich Ruhe rein, wenn ich es langsam und strukturiert angehen lasse, meine Atemübungen mache und genug Pausen einbaue.«

Weil mir dieses Gefühl am Anfang noch gefehlt hat, bin ich zusätzlich dreimal in der Woche zur Akupunktur gegangen. Es gibt nämlich an den Füßen und Händen ganz viele Nerven, die über Meridianverbindungen, eine Art Leitungssystem im Körper, speziell auf den Darm abzielen und helfen, dort Ruhe reinzubringen. Das lässt zwar die Entzündung nicht verschwinden, aber es steuert durchaus seinen Effekt bei. Klar, man kann das bewerten, wie man will, aber mir hat es wirklich viel gebracht. Außerdem hatte die Behandlung noch einen weiteren Pluspunkt: Ich musste immer ganz stillliegen – erst, damit die Therapeutin die Punkte exakt traf, dann, damit die Nadeln nicht verrutschten. Also lag ich in einem schönen Raum und machte einfach mal gar nichts. Da habe ich schon gemerkt: Alles klar, das ist ja eigentlich wie eine geistige Auszeit und die Stunde nehme ich mir jetzt auch. Schon krass, dass ich quasi zum Arzt fahren musste, um mal abschalten zu können.

So ähnlich war es übrigens auch schon immer beim Friseur: Ich habe selten mitgekriegt, wie man mir die Haare geschnitten hat, weil ich sofort eingeschlafen bin, sobald man mir diesen komischen Umhang umgelegt hat. Oder als ich noch ins Solarium gegangen bin: Da habe ich auch immer gepennt. Ich war ein Mensch, der einfach viel zu wenig Pausen eingeplant hatte. Und wenn dann die Möglichkeit da war, hat mein Körper sofort gesagt: »Jetzt mach ich aber mal die Schotten dicht hier.« Es ist aber total wichtig, Pausen in den Alltag einzubauen, auch wenn es sich im Augenblich noch so blöd anfühlt. Wenn du viel erreichen willst, musst du genauso viel auf dich achten. Wenn du große Ziele hast, musst du genauso groß an dich denken. Wer viel erreichen will und viel arbeitet, muss auch die andere Seite der Waage halten. Und die heißt Entspannung und Me-Time.

STRESS ALS KRANKHEITSAUSLÖSER

Haben der Lebensstil beziehungsweise körperliche und psychische Belastung tatsächlich Einfluss auf den Krankheitsverlauf und wie können Achtsamkeitstherapien bei Colitis ulcerosa helfen?

Neben der krankheitsdefinierenden Entzündung in der Darmbarriere sind Faktoren wie Lebensstil oder körperlicher, psychischer und sozialer Stress von großer Bedeutung für den Verlauf der Colitis ulcerosa. Fast alle Patienten spüren, dass diese Faktoren die Symptome verschlechtern oder Krankheitsschübe auslösen können. Das liegt daran, dass sie zum einen kurzfristig über die Nervenzellen der Darm-Hirn-Achse akute Symptome auslösen und zum anderen langfristig über das Mikrobiom verändernde und entzündungsfördernde Effekte an der Darmbarriere den Verlauf der Erkrankung negativ beeinflussen.

Sogenannte Mind-Body-Therapieverfahren wie die Anwendung von positiver Psychologie, von achtsamkeitsbasierter Stressreduktion und von Darmhypnose gelten als regelrechte »Gamechanger-Therapien«. Sie ermöglichen dem Patienten eine langfristige Symptom- und Entzündungsfreiheit und wirken sich nicht nur im Einzelfall, sondern mit relativ großer Gewissheit förderlich auf den Krankheitsverlauf und das Wohlbefinden aus.

Mind-Body-Verfahren: achtsamkeitsbasierte Stressreduktion

Zu den Mind-Body-Verfahren zählen achtsamkeitsbasierte Verfahren nach der Lehre des Altmeisters Jon Kabat-Zinn, der bereits vor rund 40 Jahren seine wissenschaftlichen Erkenntnisse mit Erfahrungen aus Zen, Buddhismus und Yoga zusammenbrachte und so einen Weg fand, der vor allem der Stressreduktion und der individuellen Entschleunigung dient. Die komplementäre Wirksamkeit, insbesondere die ausgeprägte Verbesserung der Lebensqualität, ist bei Colitis ulcerosa sehr gut nachgewiesen, ebenso wie bei vergleichbaren Erkrankungen, bei denen Veränderungen an der Darmbarriere und der Darm-Hirn-Achse im Mittelpunkt stehen. Klassische achtsamkeitsbasierte Mind-Body-Stressreduktionsverfahren (MBSR) können auch in der Eigenanwendung durchgeführt werden. Besser geeignet sind aber darmspezifische Achtsamkeitsanwendungen wie das Mindful-Darm-Verfahren.

Analog zur Therapie bei Reizdarm-Patienten können zudem die etablierten Verfahren der Darmhypnose oder der progressiven Muskelrelaxation angewendet werden. Im Gegensatz zur achtsamkeitsbasierten Stressreduktion, bei der vor allem die Lebensqualität im Vordergrund steht, zielen sie auf die Darm-Hirn-Achse ab und damit auf die Behandlung von Bauchschmerzen, Bauchkrämpfen, Verdauungs- und Stuhlgangsbeschwerden.

Anwendung

Bei allen Mind-Body-Verfahren können prinzipiell gruppentherapeutische Anwendungen oder Einzelanwendungen mit einem persönlichen Therapeuten erfolgen. Im Alltag am besten praktikabel sind aber die Verfahren in Selbstanwendung. Zu Hause auf dem eigenen Sofa, mithilfe einer Audioaufnahme, haben solche Selbstanwendungen den großen Vorteil, dass kein Terminstress entsteht und die verschiedenen Verfahren flexibel in den eigenen Alltag integriert werden können – genau dann, wenn der Anwender oder die Anwenderin Zeit dafür hat.

Audioaufnahmen gibt es in CD-Form mit anleitendem Booklet oder mit Einschränkungen bei Streamingdiensten, wobei dort leider das wichtige erklärende Booklet fehlt. Unabdinglich ist zudem, vor allem bei den fachlich fundierten und in klinisch erprobten Verfahren zu bleiben. Denn die unkontrollierte Freiheit des Internets ist bei medizinischen Fragen eher als ungünstig zu bewerten. Hier landet man schnell bei nicht fachlichen Angeboten, die häufig keine nachgewiesene positive Wirkung haben oder im schlimmsten Fall sogar schaden können.

Um den maximalen Nutzen der Mind-Body-Anwendungen zu erreichen, empfehlen sich zum Einstieg viermal wöchentlich je 30-minütige Mindful-Darm- oder Darmhypnose-Anwendungen. Nach acht Wochen kann die Frequenz dann schrittweise reduziert werden.

Einen Versuch ist es auf jeden Fall wert. Denn die Mindful-Darm- oder Darmhypnose sind nebenwirkungsfreie schulmedizinische Therapieverfahren, bei deren konsequenter Anwendung nicht nur eine Besserung der Erkrankung, sondern auch eine Reduktion der Medikamentendosis möglich ist.

Ergänzende Mind-Body-Maßnahmen

Ebenso hilfreich sind in diesem Zusammenhang die Mind-Body-Maßnahmen der Positiven Psychologie zur Steigerung von Selbstwirksamkeit und Lebensqualität. Dieses Verfahren wird meist mit speziellen Tagebüchern wie dem »Positiv-Tagebuch für Deinen Bauch« oder dem »6-Minuten-Tagebuch« umgesetzt und wird der aktuellen Wissenschaft zufolge als hochwirksames

Verfahren der Selbstanwendung angesehen. Gerade bei chronischen Erkrankungen wie der Colitis ulcerosa zählt es zu den empfohlenen Basismaßnahmen.

Medizinisches Yoga und Akupunktur
Ein weiteres achtsamkeitsbasiertes Mind-Body-Verfahren ist die medizinische Yogatherapie. Sie hat bei der Colitis ulcerosa, vor allem im Remissionserhalt, also der Erhaltung der beschwerdefreien Phase, einen hohen Stellenwert und steigert nachweisbar die individuelle Lebensqualität. Bei der medizinischen Yogatherapie kommen Yogaübungen analog den medizinisch etablierten Reizdarm-Yoga-Programmen zur Anwendung.

Als wissenschaftlich gesichert gilt auch die Akupunkturbehandlung bei Colitis ulcerosa. Durch sie kann bei milden Verläufen die klinische Aktivität der Colitis-Symptome abnehmen. Aufgrund der nachgewiesenen Wirksamkeit werden Yogatherapie und Akupunktur in medizinischen Behandlungsleitlinien als komplementäre Verfahren empfohlen.

AUCH SPORT HILFT, WENN DU ES RICHTIG MACHST

Ich habe früher mal gesagt: »Sport ist für mich kein Hobby, das ist mein Leben.« Aber auch in der Hinsicht habe ich dazugelernt und heute kann ich sagen: Sport ist eins der wichtigsten und geilsten Sachen, die du machen kannst. Er gehört deshalb immer noch genauso zu meinem Alltag wie das Zähneputzen und ich habe auch viel damit gutmachen können, zum Beispiel meine Rückenschmerzen, und viel Erfolg dadurch gehabt. Aber ich weiß auch, dass das schnell zur Einbahnstraße werden kann. Ich habe mich ein paar Jahre auf der Welle treiben lassen, den Erfolg genossen und mein Social-Media-Profil dahingehend aufgebaut. Da war zwar Content, doch die Inhalte drehten sich eben nur um Sport und Fitness.

Trotzdem: Ich lebte damals in einer Blase – und diese Blase ist in dem Moment geplatzt, als ich wehrlos im Krankenbett lag, diese komischen Entzündungen hatte, ganz wenig essen konnte, nichts bei mir behalten und nur auf dem Klo gesessen habe. Damals habe ich mir gesagt: »Okay Philipp, du kannst dagegen nichts machen. Du verlierst jetzt einfach Muskeln.« Aber auch wenn das vielleicht cool und reflektiert klingt, war ich absolut am Boden …

Mittlerweile kann ich beim Sport super abschalten. Das Handy bleibt aus und ich konzentriere mich stattdessen komplett auf meinen Körper. Dabei hatte eine der Stomaschwestern ganz am Anfang mal gesagt: »Sie werden nie mehr trainieren können, weil Sie die Spannung nicht mehr aufbringen können. Da ist jetzt eben ein Loch in Ihrer Bauchdecke.« Mit dem reinen Pumpen und Eisenstemmen ist es auch tatsächlich vorbei. Doch dieses intensive Training war ohnehin nicht gerade ideal für mich. Sechsmal die Woche ins Gym, das war einfach zu viel, denn auch beim intensiven Training werden Stresshormone ausgeschüttet und es lassen sich sogar Entzündungsmarker

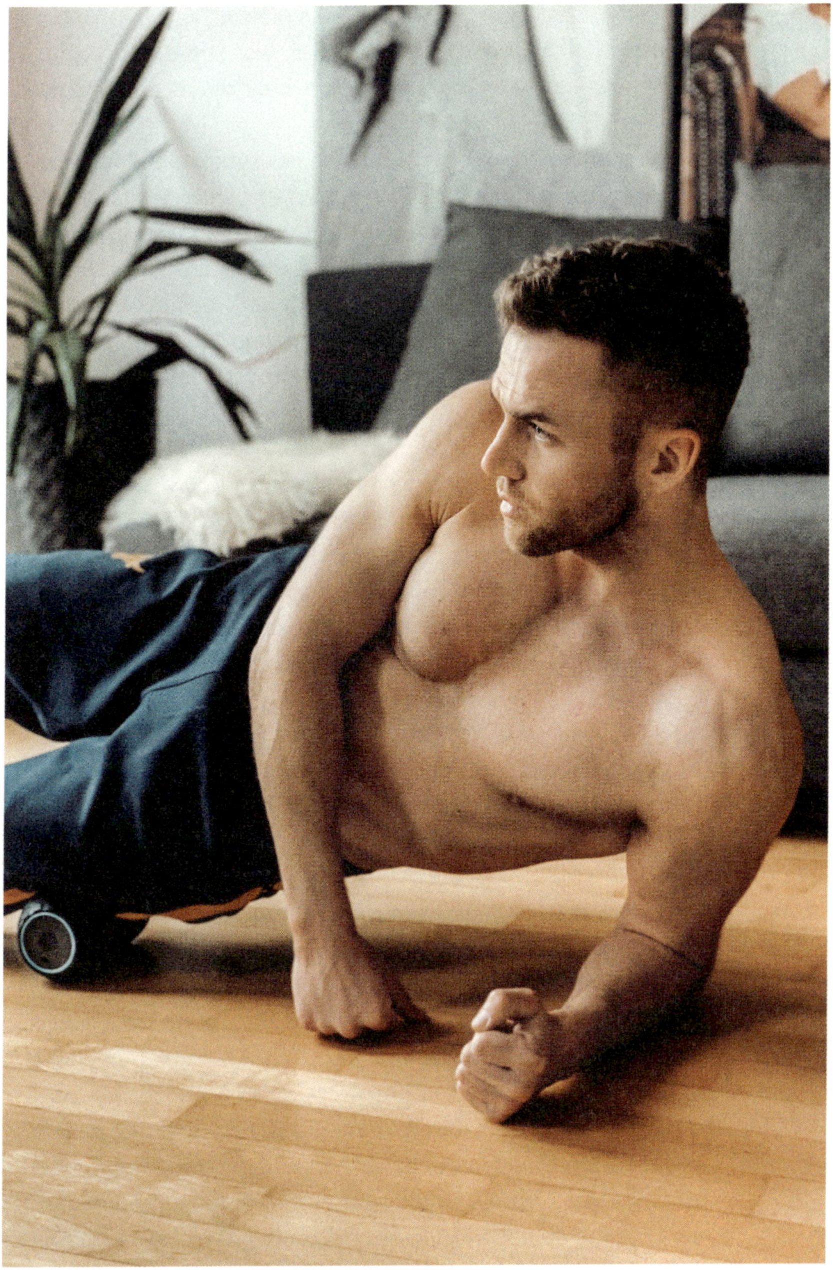

nachweisen. Dass Sport relaxt, wie viele meinen, kann man also so pauschal nicht sagen. Wer eh schon viel Stress hat, packt dadurch eher schnell noch eine Portion mehr davon obendrauf.

Beim Sport passiert im Körper einfach verdammt viel. Muskeln wachsen erst, wenn die Zellen vorher verletzt wurden. Daher ist Training, auch wenn das Ergebnis positiv ist, grundsätzlich erstmal etwas Negatives und man sollte es nicht um jeden Preis betreiben – egal wie fitnessverrückt man ist. Wenn du schlecht geschlafen hast, Stress hast oder aus einem anderen Grund mental geschwächt bist, erreichst du mit Sport nichts für deinen Körper. Sport ist dann nur Quälerei für ihn.

Früher habe ich vieles davon einfach nicht gewusst und wenn ich es gewusst habe, habe ich es ignoriert. Dabei ist es so wichtig, sich nicht zu überfordern und auf die Signale seines Körpers zu achten. Wenn eine Übung sich nicht gut anfühlt und erst recht, wenn sie Schmerzen verursacht, solltest du sie weglassen, auch wenn sie auf dem Trainingsplan steht oder zig andere sie cool finden. Jeder muss für sich abwägen und auch mal sagen: »Ne, das mach ich nicht. Das tut mir jetzt einfach nicht gut.« Dabei trainierst du ganz nebenbei gleich, auf die Signale deiner Schmerzrezeptoren zu hören. Das hilft auch beim »Talk« mit deinem Darm.

Genauso wichtig ist, auf Pausen und Regeneration zu achten. Denn die Muskeln nehmen nicht beim Trainieren zu, sondern in den Regenerationsphasen – nachts oder wenn sie sonst zur Ruhe kommen. Wer Sport machen will, muss also genauso auch Regenerationszeiten einplanen.

Mit dem Beutel konnte ich allerdings tatsächlich erst mal so gut wie gar keinen Sport machen. Ich hatte viel zu viel Angst, dass irgendwas schiefgeht. Grund dafür war unter anderem ein Darmbruch. Das war wirklich nichts für schwache Nerven: Weil sich der Dünndarm innen von der Befestigung gelöst hatte, hingen plötzlich etwa acht Zentimeter Darm aus dem künstlichen Ausgang in meinem Beutel, wobei sich der Darm wegen der Peristaltik manchmal noch wie eine Schlange bewegt hat. Wenn ich mich auf den Rücken gelegt habe, ging er zwar wieder zurück, aber trotzdem: Das war schon sehr unangenehm. Und weil die ganze Sache unter Anspannung immer wieder passieren konnte, nahm ich vom Krafttraining erst einmal Abstand.

Was ich dagegen als klassischer Pumper und Eisenbieger früher zum Beispiel gar nicht auf dem Schirm hatte, war Yoga. Irgendwie war das für mich kein richtiger Sport und ich muss zugeben: Bei der ersten Stunde habe ich mich fast ein bisschen affig und total fehl am Platz gefühlt. Ich habe dann aber ziemlich schnell gemerkt, dass es mir richtig was gebracht hat. Zum einen, weil ich mich bewegen konnte, ohne mich dabei körperlich total zu verausgaben Und das obwohl ich am Anfang quasi auf dem Zahnfleisch daherkam. Zum anderen aber, und das hat mir besonders gutgetan, weil es mir wirklich geholfen hat, mich auf mich selbst zu konzentrieren. Die ruhigen Bewegungen, das ruhige Umfeld und die individuellen Anweisungen machten jede Yogastunde zu einer aktiven Auszeit. Deshalb bin ich relativ lang dabeigeblieben.

Ansonsten musste ich mich in den ersten Wochen oft regelrecht dazu zwingen, einen Gang runterzuschalten, wenn ich aus alter Gewohnheit irgendwas tun wollte. Ich konnte aber einfach nicht so weitermachen wie davor, dazu war mein Körper nicht mehr in der Lage. Alles in allem war das echt eine anstrengende Zeit und noch dazu war da im Hinterkopf immer der Gedanke: »Wenn das alles, was ich gerade versuche, nicht fruchtet, wird es böse enden.« Quasi on top kam noch dazu, dass ich mich wegen des Beutels ziemlich isoliert hatte und kaum noch unter Leuten war. Auch meine damalige Beziehung war gleich nach der OP auseinandergegangen …

Ich war mit einer Frau zusammen, in die ich richtig schwer verliebt war. Deshalb habe ich vermutlich einfach nicht wahrhaben wollen, dass sie es nicht so krass gefühlt hat. In einem Jahr Beziehung war sie vielleicht zweimal bei mir in Berlin, die anderen Male bin ich immer zu ihr gefahren. Einmal lag ich, das war noch vor den ganzen OPs, im Krankenhaus, weil ich einen starken Schub hatte. Ich rief sie an und bat sie zu kommen, weil ich sie so sehr vermisst habe. Es war einiges an Überzeugungsarbeit nötig, damit sie tatsächlich kam. Überhaupt hatte ich den Eindruck, dass sie sich umso mehr von mir zurückzog, je schlechter es mir ging. Doch ich wollte es nicht sehen, war blind vor Liebe.

Als ich aus der Narkose aufwachte, blickte ich meiner Mutter in die Augen. Später hat sie mal zu mir gesagt: »Philipp, du weißt schon, dass da, wo ich gesessen habe, eigentlich deine Freundin sitzen sollte.« Damals ist für mich eine Welt zusammengebrochen: Der Beutel ist da, die Freundin weg. Das waren echt krasse Tiefschläge. Ich konnte verstehen, dass es schwer für sie war. Aber das hat alles trotzdem ganz schön an meiner Psyche gekratzt. Ich kann gar nicht in Worten ausdrücken, wie schrecklich klein ich mich damals gefühlt habe.

Trotzdem habe ich es geschafft, mich auf mich selbst zu fokussieren. Im Nachhinein bin ich selbst fast ein wenig erstaunt, welche Kraft ich in diesen Monaten entwickelt habe. Aber dieses sture An-mir-Arbeiten und Überlegen: »Was kann ich machen, damit es meinem Körper gutgeht und er mit den vielen Entzündungen fertig wird?« war es schließlich, was mich gerettet hat.

Nach ungefähr drei Monaten habe ich gemerkt, dass sich was tut und es mir langsam besser geht. Nach einem halben Jahr waren die Entzündungen dann komplett weg.

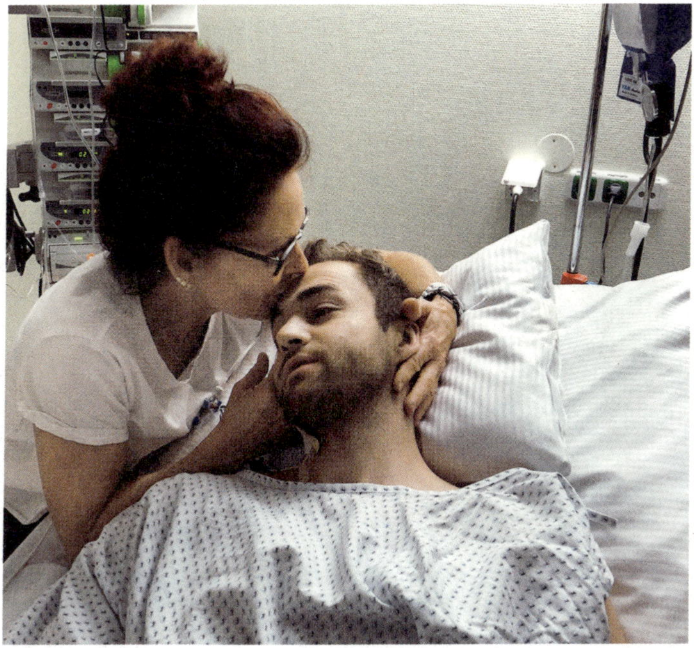

OHNE MAMA IST ALLES NICHTS

Eine Person hat übrigens einen riesengroßen Beitrag dazu geleistet, dass ich heute wieder ganz oben bin: meine Mutter. Ich hatte schon immer eine sehr enge Bindung und überdurchschnittlich viel Kontakt zu ihr. Aber im Nachhinein kann ich sagen, dass meine Krankheit meine Mom und mich noch stärker zusammengeschweißt hat als wir es ohnehin schon waren. Unsere Beziehung hat noch mal einen ganz anderen Drive bekommen, da ist jetzt eine Lockerheit drin, so etwas Freundschaftliches. Eine ganz neue Dynamik. Ein Freund von mir sagt im Spaß immer: »Philipp, das ist nicht normal mit euch.« Ich lache darüber, denn ich mag diese intensive Beziehung einfach und finde es gut, genau so wie es ist.

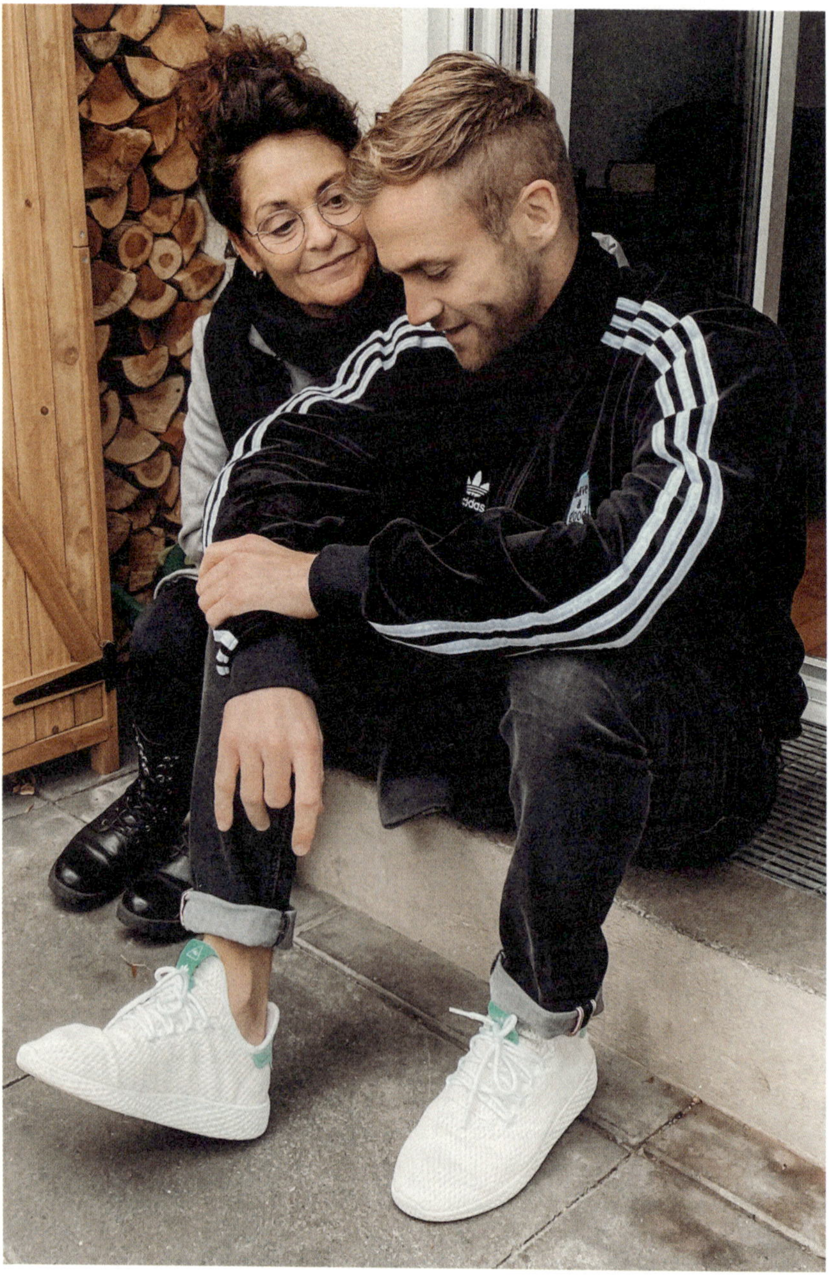
adidas

Die Zeit, als es mir so schlecht ging, hat meine Mom enorm mitgenommen. Ihren Sohn so zu sehen, mitzubekommen wie er von Tag zu Tag abbaut … Sie hat jeden Abend geweint. Mit ihrem Partner hatte sie sich gerade einen Wohnwagen gekauft. Doch anstatt in den Urlaub zu fahren, campten sie damit nun vor dem Krankenhaus, damit sie jeden Tag bei mir sein konnte. »Ich kann doch nicht in Urlaub fahren, wenn mein Sohn im Krankenhaus liegt«, hat sie jedem erklärt. Das war schon krass, sie so leiden zu sehen und hat mir wirklich wehgetan. Mir ging da viel durch den Kopf und ich habe mir jede Menge Vorwürfe gemacht, wie unfair man als Kind manchmal zu seinen Eltern ist oder wie schnell man sich mal im Ton vergreift.

Ohne den ganzen Support, ohne das Kümmern und die bedingungslose Unterstützung meiner Mutter wäre das sicher anders verlaufen. Ich war davor als Influencer echt gut gebucht und bin in der ganzen Welt rumgejettet, war mal für Kampagnen auf Tahiti oder in Japan, dann wieder für Shootings oder Events auf Mallorca oder in Südafrika … Meine Eltern haben mich oft gefragt: »Wo bist du denn überhaupt gerade?«. Und wenn ich ehrlich bin, habe ich damals selbst die Realität ein bisschen aus den Augen verloren. Wie krass musst du dich da erst fühlen, wenn du ein richtiger Star bist? Kommst du dann überhaupt noch damit klar? Natürlich ist das ganze Showbiz und die Rote-Teppich-Welt toll und faszinierend und macht unglaublich Spaß. Du kannst aber auch sehr schnell abdriften und den Bezug zum echten Leben zu verlieren. Ich trau mir eigentlich zu, dass ich alles selbst geregelt bekomme. Aber diese Momente haben mir auch gezeigt, dass die Schickimicki-Welt schon was mit mir gemacht hat.

Ich weiß nicht, wo ich ohne meine Mutter heute wäre. Sie hat immer all ihre Energie und Kraft in mich investiert. Dafür kann ich ihr einfach nicht genug danken – und ich hoffe, dass ich ihr das immer wieder zeige.

Ich habe viel Geld verdient, alles super. Aber was wirklich wichtig ist, worauf es wirklich ankommt, haben mir erst meine Mutter, meine Familie und meine neue Freundin gezeigt: bedingungslose Liebe – egal ob du für ein Shooting in Tokio gebucht bist oder irgendwo im Berliner Umkreis ohne Dickdarm im Krankenhaus liegst. Dieses Gefühl geht verloren, wenn du immer unterwegs bist und sonst nur im Fitnessstudio abhängst. Ganz einfach, weil du gar keine Zeit dafür hast.

Genauso wenig bin ich jemand, der alle immer gleich zum Arzt schicken und Unruhe stiften will, und ein Hypochonder bin ich erst recht nicht. Aber wenn man etwas wahrnimmt, wenn man das Gefühl hat, dass da irgendetwas nicht stimmt, sollte man auch handeln. Nicht denken: »Ach, das wird schon nichts sein, lass mal.« Dann kann es nämlich irgendwann zu spät sein. So wie bei mir. Dass ich das alles überwunden habe, indem ich »einfach nur mal« mein Leben umgestellt habe, klingt vielleicht banal. Aber das war echt ein Riesenschritt. Es war nicht immer leicht, aber es hat sich auf jeden Fall gelohnt. Ich lebe! Und es geht mir gut!

Es ist nicht wichtig, wie viele Leute du kennst, wie viele Kontakte du auf deinem Handy gespeichert hast oder auf wie viele Events du eingeladen wirst. Was zählt, sind die Menschen, auf die du dich verlassen kannst, wenn es wirklich hart auf hart kommt.

Durch meine Krankheit ist mir außerdem klar geworden, was im Leben wirklich zählt: Dass da Menschen sind, die an deinem Bett stehen und für dich da sind. Nachdem mich meine Freundin verlassen hatte, war das doppelt tröstlich. Da brauchst du solche Menschen um dich herum, die dir zeigen, dass das, was die anderen machen, einfach nur blöd ist. Und dass normal ist, was sie selbst tun: zusammenhalten. Weil es einfach nichts Wichtigeres gibt, als dich in so einer Situation zu supporten und zu unterstützen.

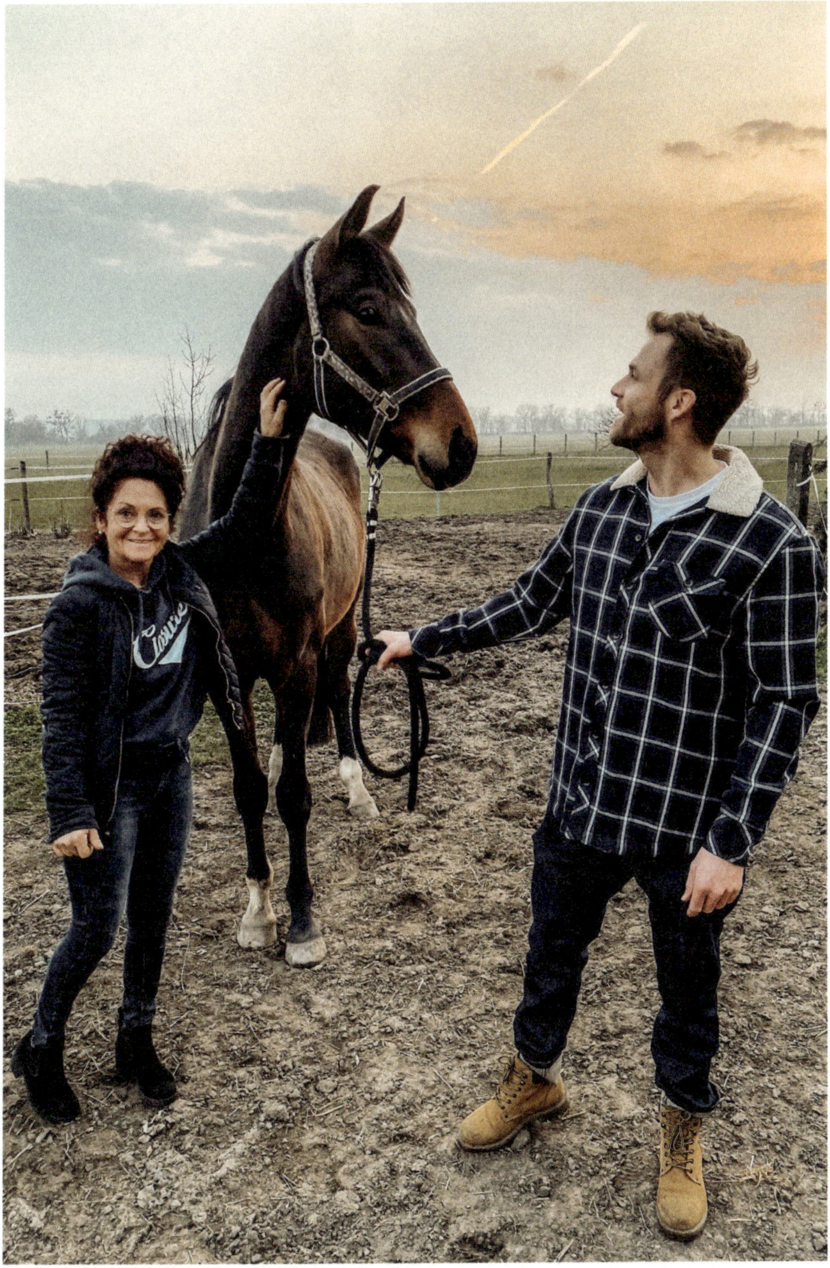

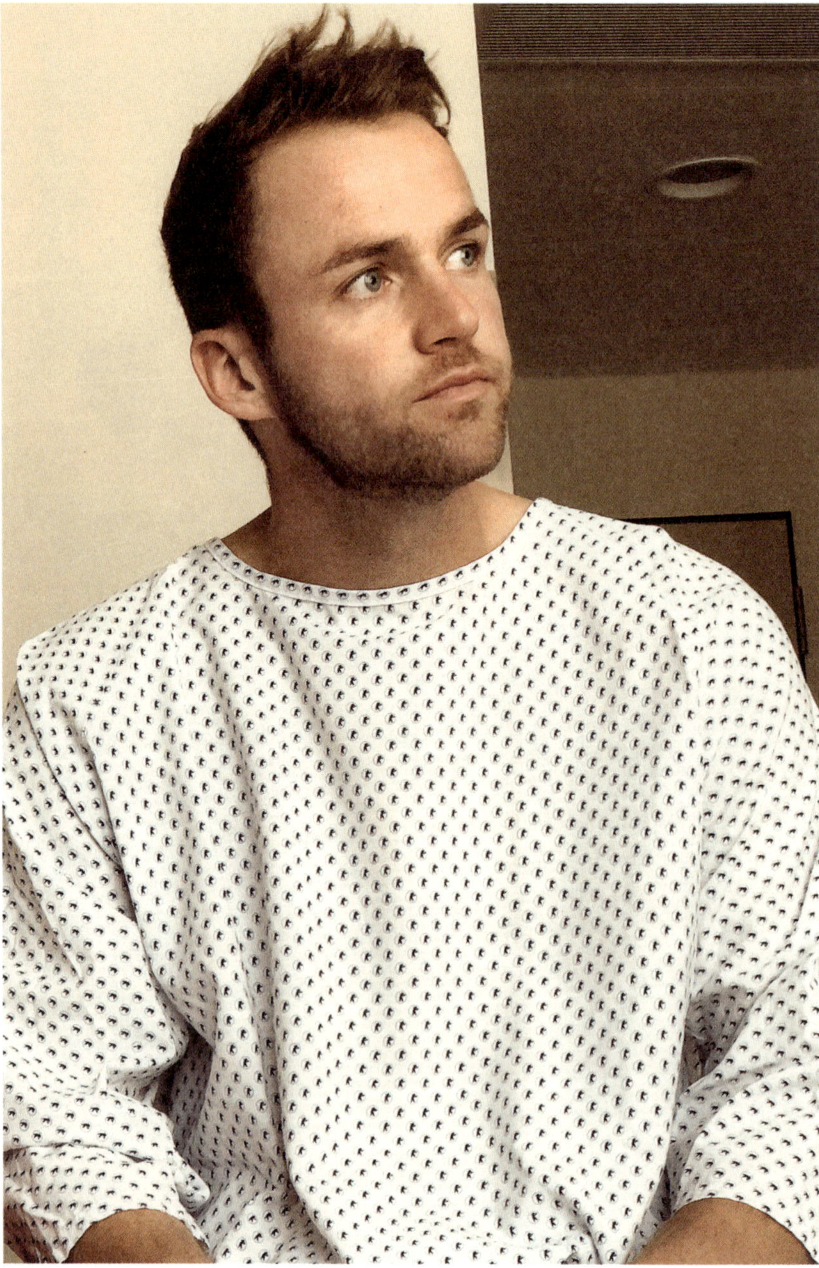

Einmal Hölle und zurück

Schon vor der ersten OP wusste ich, dass diese nicht die letzte sein würde. Aber was dann kam, damit hatte keiner gerechnet …

RÜCKVERLEGUNG MIT HINDERNISSEN

Weil die zweite OP unbedingt besser verlaufen sollte als die erste, hatte ich mein ganzes Leben umgestellt. Doch ich musste erkennen, dass ich nicht alles selbst im Griff habe …

Bei der ersten OP hatte man mir gesagt: »Keine Sorge, in spätestens drei Monaten, wenn keine Entzündungen mehr da sind, können wir mit der Rückverlegung beginnen.« Aber dann waren meine Speiseröhre und mein Dünndarm entzündet und so wurde die nächste OP erst mal auf unbekannte Zeit verschoben, Erst im Mai 2020 war es endlich soweit. Weil ich viel gelegen habe, scrollte ich oft auf Instagram herum. Eine Frau dort fand ich supersympathisch und habe mir daher immer wieder ihre Storys angeschaut – und irgendwann habe ich sie einfach angeschrieben. Eigentlich hatte ich die Sache mit den Frauen nach der schmerzhaften Trennung zwar erst einmal abgeschrieben und dachte: »Wenn die weiß, was ich habe, wird sie eh kein Interesse haben.« Aber vielleicht war es genau diese niedrige Erwartungshaltung, die dazu beigetragen hat, dass das erste Kennenlernen total locker ablief.

Wir haben etwa zwei Monate geschrieben, bis ich sie endlich gefragt habe, ob wir uns nicht mal treffen wollen. Ein bisschen wundere ich mich noch heute über meinen Mut. Aber meine Mom und meine engsten Freunde hatten mir einfach gezeigt, dass es fürs Geliebtwerden egal war, ob man so ein Ding am Bauch hat oder nicht. Und so sagte ich mir: »Mach einfach. Leg's doch mal drauf an.«

Ich bin dann nach Hamburg gefahren und habe sie abgeholt. Zusammen ging es zurück nach Berlin. Als sie über Nacht bleiben wollte, war ich der glücklichste Mann auf Erden. Gleichzeitig ging es mir richtig schlecht. Schließlich hatte ich ihr bis dahin noch eine »Kleinigkeit« verheimlicht. Wie den meisten hatte ich ihr nicht alles gesagt. »Ich habe dir ja erzählt, dass ich am Darm operiert wurde«, fing ich zögerlich an. Aber ich hatte mir völlig umsonst Gedanken gemacht. Sie checkte sofort, worauf ich hinauswollte. »Philipp, ich komme aus dem medizinischen Bereich. Als du das erste Mal von deiner Darm-OP geschrieben hast, wusste ich, was los ist. Man kann so eine OP, wie du sie beschrieben hast, ja nicht durchführen, ohne den Darm künstlich auszuleiten.«

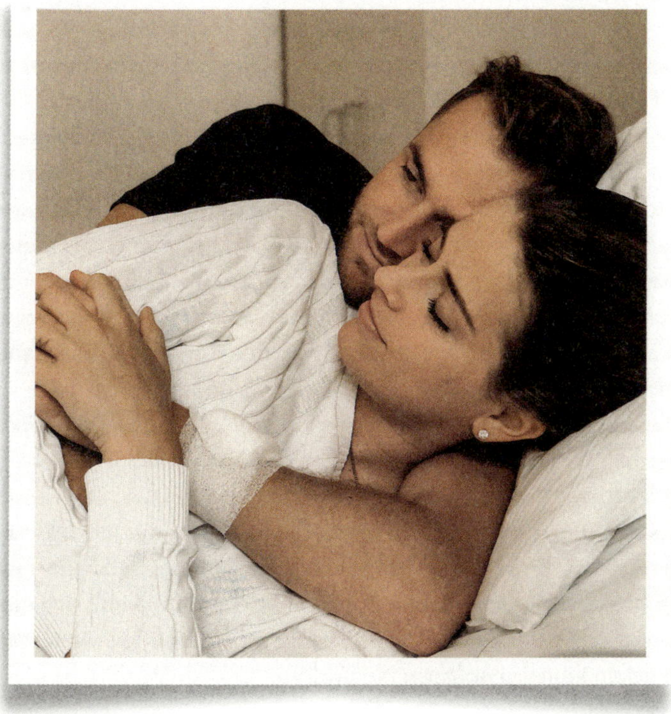

Das war's. Den Punkt haben wir danach monatelang nicht mehr angesprochen. Sie hat gemerkt, dass es mir unangenehm war. Und sie hat mir einfach suggeriert: »Ich verstehe das, dass du nicht darüber reden willst. Lass uns einfach über die guten Sachen reden. Das Thema hat für mich keine Bedeutung im Hinblick auf unser Kennenlernen.«

Dieses Verhalten hat mir extrem viel Kraft gegeben, mich echt wieder aufgebaut und mir eine ganz neue Lebenslust verliehen. Meine Freundin hat einen unglaublich großen Teil dazu beigetragen, dass ich das Gefühl hatte, völlig normal zu sein. Trotz des Beutels an meinem Bauch. Dieses Gefühl werde ich nie vergessen, egal was passiert. Und ich weiß jetzt endgültig, wie wichtig es ist, solche Menschen um sich zu haben und dass du dich nicht verbiegen musst, um eine tolle Frau oder einen tollen Mann kennenzulernen.

Die zweite OP war dann ein krasser Unterschied zur ersten. Diesmal verlief nämlich alles super. Ich lag nur kurz auf der Intensivstation und hatte überhaupt viel weniger Beschwerden. Mir ging es schnell wieder besser. Allerdings war ich diesmal auch mit einer ganz anderen Konstitution reingegangen. Bei der ersten OP war ich ein gebrochener Typ, der fast nichts mehr wog. Jetzt hatte ich zugenommen, hatte keine Schmerzen und war vor allem mental gestärkt. Ich habe mich fast schon auf die OP gefreut, weil ich wusste, dass sie mich meinem Ziel, dem Leben ohne Beutel, ein Stück weit näherbringen würde. Alles in allem waren das einfach ganz andere Voraussetzungen. Und das hat man echt gemerkt.

Bei der OP wurde zwar noch nicht der Beutel entfernt. Aber zumindest wurde schon einmal ein Teil des Dünndarms wieder mit dem restlichen Gewebe am Ausgang verbunden, damit sich die Gewebe »kennenlernen«, während ein anderer Teil weiterhin mit dem künstlichen Ausgang endete.

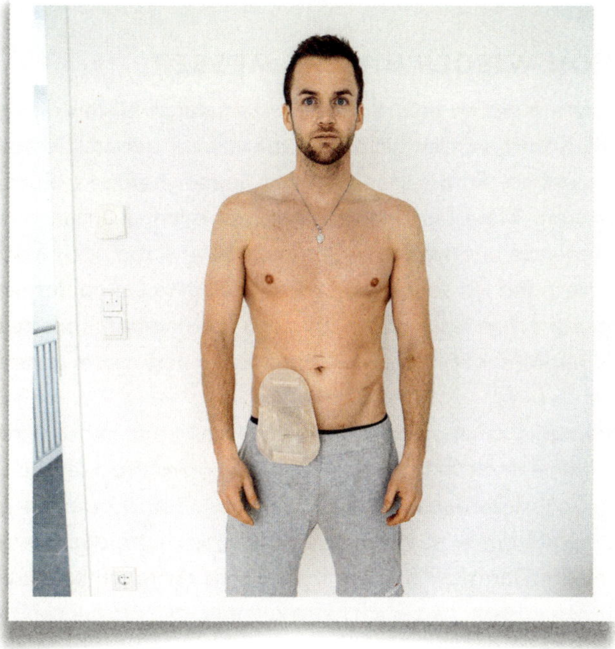

An der Stelle, wo Dünndarm und Anus aufeinandertreffen, wurde aus dem Dünndarm eine Art Sammelbecken geformt, der sogenannte Pouch. Dort soll sich der Stuhlgang sammeln, wenn auch nicht in den Mengen wie es normalerweise im Enddarm der Fall ist – was übrigens der Grund dafür ist, weshalb man auch nach einer erfolgreichen Rückverlegung immer öfter auf die Toilette muss als ein Gesunder.

Das Ganze ist insofern ein Roulettespiel, weil keiner weiß, wie sich die Gewebe vertragen. Sie kennen sich ja nicht und haben nie direkt miteinander »gearbeitet«. Bisher lag immer der Dickdarm dazwischen. Also wartest du ab: Verheilen die Nähte, entzündet sich der Pouch? Das ist wirklich eine ganz heiße Phase, in der sich alles entscheidet. Wenn es bei mir gut läuft, stehen die Chancen bei 80 oder 90 Prozent, dass auch der Rest gut läuft. Und bei mir lief es eigentlich super. Ich hatte zwar Entzündungen, aber die waren minimal. Doch dann kam der Rücken …

SCHON WIEDER UNTERS MESSER

Die Ärzte meinten erst, die Schmerzen wären Nachwirkungen der PDA und würden sich bald von alleine geben. Dem war aber nicht so. Stattdessen hatte ich immer heftigere Rückenschmerzen. Mein Gastroenterologe rief mich dann an einem Wochenende unerwartet an und meinte, er habe noch mal recherchiert und ich solle möglichst schnell eine Computertomographie machen lassen. Er habe auch schon einen Kollegen in der Klinik kontaktiert und ich könnte gleich dort vorbeikommen.

Auf dem Bild sah man dann, dass sich Flüssigkeit an der Wirbelsäule gesammelt hatte, die aufs Rückenmark drückte und dadurch Schmerzen verursachte. Das müsse sofort operiert werden, meinte der Arzt. Ich war geschockt, ich hatte doch gerade erst meine Darm-OP hinter mir. Und jetzt sollte ich schon wieder unters Messer? Aber ich hatte keine Wahl. Zum Glück! Denn wie sich herausstellte, war das, was da gegen mein Rückenmark drückte, kein Wasser, sondern Eiter. Durch eine unsaubere Nadel waren bei der PDA Staphylokokken in meinen Körper eingedrungen und hatten dort eine Entzündung hervorgerufen. Hätte ich diese noch ein paar Tage verschleppt, wer weiß: Womöglich wäre ich heute querschnittsgelähmt.

In der Klinik meinten sie, ich müsse erst mal sechs Wochen dortbleiben und intravenös mit Antibiotika behandelt werden. Als ich deswegen meinen Arzt anrief, fiel der aus allen Wolken. »Auf gar keinen Fall! Sie hatten eine Darm-OP. Das macht Ihnen doch alles kaputt.«

In unserem Darm leben rund 100 Billionen Bakterien, was alleine von der Masse her bis zu zwei Kilo unseres Gewichts ausmacht. Das Mikrobiom, wie Mediziner das bakterielle »Ökosystem« in unserem Bauch nennen, ist längst nicht nur für die Verdauung verantwortlich. Man weiß heute, dass ihm auch eine wichtige Rolle bei der körpereigenen Immunabwehr zukommt.

Bei Colitis-ulcerosa-Patienten scheint die Vielfalt der Darmbakterien ohnehin schon eingeschränkt zu sein. Dass jetzt auch noch mein kompletter Dickdarm als »Zuhause« fehlte, minimierte die Anzahl noch mal deutlich. Und jetzt wollte man dem erbärmlichen Rest auch noch mit Antibiotika zu Leibe rücken? Das war das Schlimmste, was man der Darmflora antun konnte.

Antibiotika belasten nachhaltig das natürliche Gleichgewicht zwischen guten und schlechten Darmbakterien – leider zu Ungunsten der guten. Und je länger du Antibiotika nimmst, desto schlimmer wird es. Nachdem ich das wusste, verstand ich, weshalb mein Arzt so entsetzt war, als man mir nach der Sache mit dem Eiter im Rücken wochenlang Antibiotika geben wollte.

Aber auch wenn die Darmflora durch andere Medikamente, Stress oder wenig Schlaf ins Ungleichgewicht kommt, lässt sich durch Bakterien viel kompensieren. Es gibt nämlich Arten, die nachweislich entzündungshemmend sind. Ich bin daher seit dieser OP ein großer Fan davon geworden und nehme jeden Morgen neben den »klassischen« Nahrungsergänzungsmitteln noch Probiotika ein. Hätte man mich vor zwei Jahren gefragt, was das ist, hätte ich gelangweilt abgewunken und es als »irgend so ein überflüssiges Zeug« abgetan. Mein Darm war eben, obwohl er immer wieder gezickt hatte, viele Jahre unbekanntes Terrain für mich. Alles was ich wusste, war, dass er nicht so wollte wie ich. Dass in ihm Billionen von Bakterien leben und dass die auch noch einen riesengroßen Einfluss auf die Gesundheit haben: Fehlanzeige! Dabei sollten schon gesunde Menschen unbedingt etwas für dieses körpereigene Ökosystem tun. Man sagt nicht umsonst: Der Darm ist das zweite Gehirn.

Ich wusste auch nicht, dass der Darm einen Großteil unseres Immunsystems ausmacht. Wieso sollte ein Organ im Bauch auch etwas mit der Körperabwehr zu tun haben? Heute weiß ich: Die Bakterien bilden auf der einen Seite eine Art Schutzschicht auf der Darmschleimhaut, die verhindert, dass sich dort Krankheitserreger ansammeln oder sogar ins Blut gelangen. Die Bakterien beeinflussen auf der anderen Seite aber auch direkt Zellen des Immunsystems, die in der Darmwand sitzen. Und nicht zuletzt können sie helfen, Entzündungsreaktionen im Darm zu unterdrücken. Das war in meinem Fall natürlich besonders wichtig.

Wenn der Darm beeinträchtigt ist und schwer zu tun hat, leidet auch das Immunsystem. Menschen mit chronischen Darmerkrankungen wie Colitis ulcerosa ziehen daher Krankheiten an wie ein Magnet. Sie sind zum Beispiel viel öfter erkältet oder bekommen wie ich damals quasi aus dem Nichts eine Blasenentzündung. Ganz einfach, weil der Darm nicht so viel leisten kann wie normalerweise – weil er viel zu viel damit zu tun hat, die Entzündungen zu managen.

Dass das alles miteinander zusammenhängt und ineinandergreift und der Darm dabei gewissermaßen das Zentrum bildet, war eine große Erkenntnis. Ich fand das total spannend und anspruchsvoll, denn es bedeutet auch, dass alles, was ich für meinen Darm tat, ebenfalls meinem restlichen Körper zugutekam und Auswirkungen auf mein allgemeines Befinden hatte.

Die ganze Zeit über, als es mir so schlecht ging, habe ich mich meinen Liebsten gegenüber so unmöglich verhalten, dass ich oft noch tagelang daran zu knabbern hatte, weil ich es natürlich gleich wieder bereut habe, dass ich so fies war. Und die anderen waren natürlich enttäuscht. Klar, sie konnten ja auch nicht in mich reinschauen und wussten nicht, was in mir los war. Selbst meine Eltern nicht. Sie haben zwar meine Diagnose gesehen, aber sie haben nicht gewusst, was die Krankheit mit mir anstellte. Ich bin nach wie vor ein impulsiver Mensch. Aber heute habe ich ein viel besseres Gefühl dafür, wie ich mit meiner Laune, meiner Stimmung umgehe. Und ich bin fest davon überzeugt, dass das auch damit zusammenhängt, dass ich viel weniger Stress habe und mich gesünder ernähre. Es hängt einfach alles zusammen. Wie sonst könnte zum Beispiel eine Nadel, mit der man an einer bestimmten Stelle in die Fußsohle sticht, dafür sorgen, dass es im Darm zwickt?

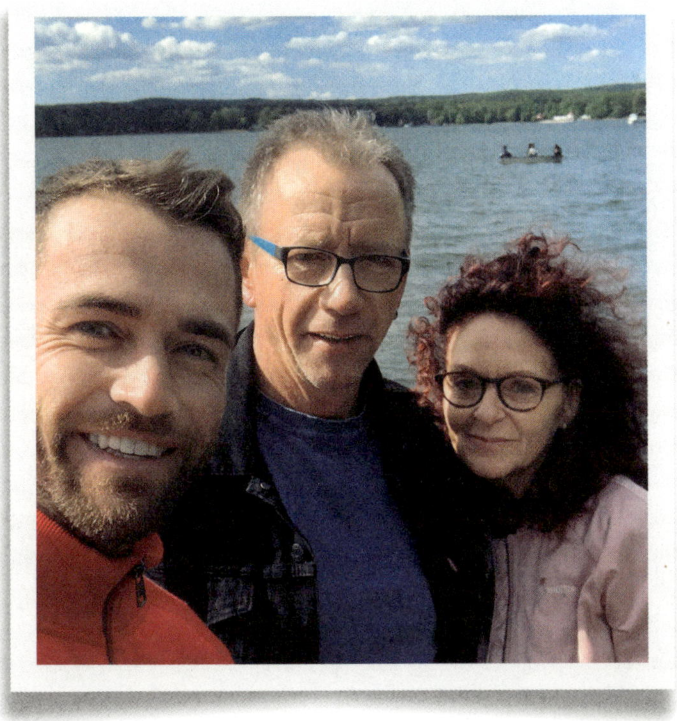

MIKROBIOM-THERAPIE

Wie Mikroben in unserem Darm den Krankheitsverlauf beeinflussen, welche Bakterien möglicherweise schützen und was es mit einer Stuhltransplantation auf sich hat.

Es ist im Moment nicht bekannt, welchen Einfluss das Zusammenspiel zwischen Ernährung und Mikrobiom auf die Colitis ulcerosa hat, da sich beide Faktoren wechselseitig beeinflussen. Daher ist oft unklar, ob die Ernährung ein für die Entstehung der Krankheit ungünstiges Mikrobiom verursacht, oder ob das für die Colitis ulcerosa ungünstige Mikrobiom unabhängig von der Ernährung besteht.

Aktuell besonders spannend sind Beobachtungen, dass einzelne Bakterien wie zum Beispiel Faecalibacterium prausnitzii oder Escherichia coli Typ Nissle gerade bei Colitis ulcerosa sehr starke Schutzfunktionen haben, die der Wirkung von Medikamenten teilweise gleichwertig sind. Basierend auf diesen Beobachtungen hat sich die Probiotikatherapie entwickelt. Sie geht davon aus, dass günstige Mikroben, die langfristig eingenommen werden, vorteilhafte Effekte auf Darmbarriere und Darmwandentzündung entfalten. Selbst wenn die Auswahl der Probiotika im Moment willkürlich erscheint und sich nicht auf pathophysiologische Konzepte stützt, sind manche dieser eingenommenen Mikroben tatsächlich vorteilhaft.

Dies wird im Falle von E. coli Nissle und Laktobazillen/Bifidobakterien zurecht auch therapeutisch genutzt, im Sinne einer regelmäßigen Einnahme von Probiotika. Solche in der Remissionsinduktion, im Remissionserhalt und bei der Pouchitis medizinisch sinnvollen Probiotika sind in klinischen Studien, vor allem im ergänzenden (komplementären) Einsatz, als wirkungsvoll getestet und zählen in der Therapie der Colitis ulcerosa zum schulmedizinischen Standard. Zum Einsatz kommen Probiotika vom Typ E. coli Nissle oder das Kombinationspräparat VSL#3. Die Auswahl trifft ein Facharzt. Die willkürliche Einnahme von Probiotika wird hingegen nicht empfohlen, da falsch gewählte Probiotika Nebenwirkungen haben können oder das gefürchtete Probiotikasyndrom entstehen kann.

Stuhltransplantation

Der Fremdstuhltransfer, oftmals auch Stuhltransplantation genannt, könnte bei der Colitis ulcerosa eine zukünftige Therapie darstellen. Allerdings sind wesentliche Fragen noch ungeklärt und die medizinischen Situationen wie Schubstärke und Remissionstiefe so unterschiedlich, dass eine differenzierte Therapie noch abgewartet werden sollte und solche Tests zu Recht keine Kassenleistung sind und nicht durchgeführt werden brauchen. Ungeklärte Fragen sind zum Beispiel: Wie sollte eine geeignete Spenderflora aussehen? Gibt es einen Superspender? Wie oft müssten solche Stuhltransplantationen wiederholt werden? Von einer Heimanwendung, wie in Blogs oder YouTube-Videos dargestellt, wird daher dringend abgeraten. Für die Zukunft sehr wegweisend sind in diesem Zusammenhang Untersuchungen von Forschern in Kanada, die in Reagenzgläsern eine menschenähnliche gesunde Darmflora züchten können und diese aktuell im therapeutischen Einsatz testen. Ein solches Vorgehen würde zukünftige Mikrobiom-Therapien extrem erleichtern und einen breiteren Einsatz ermöglichen.

INDIVIDUELLE LÖSUNGEN

In der Klinik fing man wegen der Nebenwirkungen der Antibiotika an rumzutüfteln: Was geht gar nicht? Was könnte man nehmen? Was würde den Darm weniger beeinträchtigen? Ich war einfach nur wütend. Jetzt hatte ich die OP so gut überstanden und dann das. Noch dazu wollte ich auf gar keinen Fall wieder so lange im Krankenhaus liegen. Allein schon deshalb, weil ich mich damals ja bereits vegan ernährt habe. Patienten wie ich waren in der Krankenhausküche aber offenbar nicht vorgesehen. Ich musste also meine Familie bitten, mir etwas zu essen vorbeizubringen. Das stieß zwar auch wieder auf Unverständnis, aber das war mir egal. Ich war überzeugt, dass es meine neue Lebensweise war, die mich medikamenten- und entzündungsfrei gemacht hatte. Und zu dieser Lebensweise gehörte für mich unbedingt auch eine rein pflanzliche Ernährung. Da konnten mich die Ärzte und Schwestern belächeln wie sie wollten.

Weil ich weiterhin ordentlich Remmidemmi machte, ließen sie mich nach drei Wochen endlich gehen. Irgendwie hatten es meine neue Freundin und meine Mutter geschafft, die Ärzte zu überzeugen, dass sie aufgrund ihrer Ausbildungen in der Lage waren, mich zu Hause optimal zu versorgen und dreimal am Tag die Flexüle anzulegen. Ich hing also zwar weiterhin am Tropf, aber ab da war es eine ganz andere Art des Genesens. Ich war zu Hause, wurde liebevoll umsorgt, konnte gut essen und vor allem endlich durchatmen. Es ging sichtlich bergauf.

Allerdings hatte ich noch immer einen künstlichen Darmausgang – und der Beutel hat sich die ganze Zeit über auch weiter gefüllt. Etwa 90 Prozent des Stuhlgangs kamen weiterhin über den künstlichen Ausgang heraus, nur rund zehn Prozent verließen meinen Körper auf dem natürlichen Wege. Noch dazu musste ich erst mal wieder lernen, normal aufs Klo zu gehen. Das hört sich jetzt vielleicht einfach an, war für mich aber nach fast einem Jahr Beutel regelrechtes Neuland. Das erste Mal hatte ich richtig Panik und konnte überhaupt nicht lockerlassen. Ich saß bestimmt 30 Minuten auf der Toilette und dass meine Mutter gefühlt alle paar Minuten durch die Klotür fragte: »Und?«, machte die ganze Sache natürlich auch nicht leichter.

Anfangs war der Stuhlgang blutig, weil der Darm so kurz nach der OP noch nicht verheilt war. Ich habe mir natürlich ständig Gedanken gemacht: »Gehört das so? Ist das normal? Warum wird das nicht besser?« Mein Arzt hat es zum Glück immer wieder geschafft, mich zu beruhigen. Ich musste wirklich fast bei A anfangen, um herauszufinden, wie das mit dem Aufs-Klo-Gehen funktioniert. Es gab einige Herausforderungen: Wie lang kann ich den Stuhldrang zurückhalten? Wie zuverlässig funktioniert der Schließmuskel? Wie oft kann ich essen, ohne ständig rennen zu müssen? Das war vor allem für die Zeit wichtig, in der ich wieder drehen wollte. Ich konnte ja nicht ständig mal schnell das Set verlassen, nur weil ich wieder mal ganz dringend auf die Toilette musste. Toi, toi, toi hat alles super geklappt und bald war ich so gut drauf, dass ich gesagt habe: »Eigentlich können wir jetzt gleich weiter operieren.«

Tatsächlich ging die Zeit zwischen zweiter und dritter OP recht schnell vorbei. Ich war schon bald relativ fit und fing sogar wieder an zu drehen. Im März 2020 habe ich bei K11 angefangen und in gewisser Weise war das für mich ein Sprungbrett zurück ins »normale« Leben. Ich habe knapp drei Monate gedreht, dann kam die nächste OP. In der Zeit hat kaum einer gewusst, was mit mir los war – und ich habe es natürlich auch nicht an die große Glocke gehängt. Theoretisch hätte aber jeder wissen können, wie es mir ging. Schließlich war ich schon länger wieder auf Instagram aktiv. Als es mir vor meiner ersten OP so schlecht ging, hatte ich ja gar nichts mehr gepostet. Erst etwa einen Monat nach der OP habe ich mich bei meinen Followern zurückgemeldet und ein Foto von mir im Krankenhaus gepostet. Das

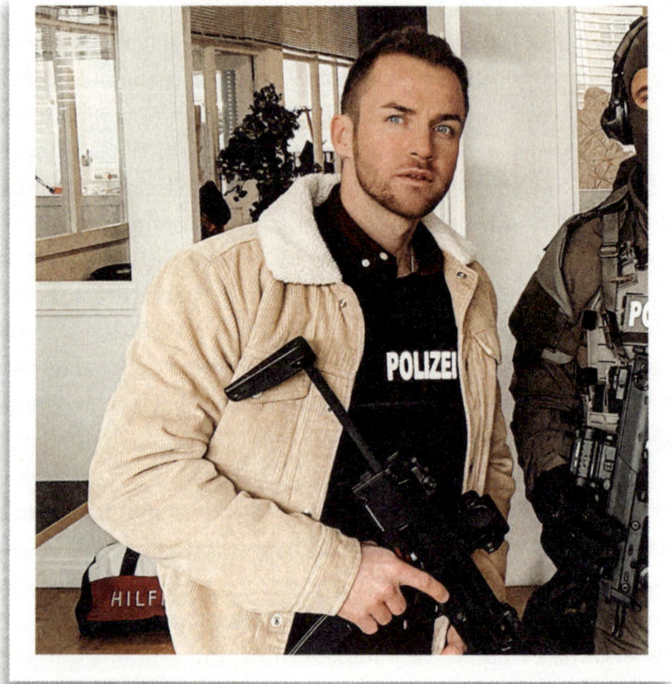
POLIZEI
HILF

ging natürlich durch die Presse wie Schmidts Katze. Ich habe zwar nie gesagt, dass ich jetzt einen künstlichen Darmausgang hatte. Das habe ich mich dann doch nicht getraut, auch weil es von der ein oder anderen Seite schon mal fiese Kommentare gab wie: »Was, du hast jetzt 'nen Kackebeutel am Bauch?« Es ist echt hart, aber es gibt leider immer Leute, die dich selbst dann noch angreifen, wenn du eh schon am Boden liegst. Und das war natürlich das Letzte, was ich damals brauchen konnte. Aber wer sich ein bisschen mit der Thematik auskannte oder ein Leidensgenosse von mir war, wusste genau, was Sache war. Alle anderen dagegen hatten keinen blassen Schimmer.

Von da an war ich nicht mehr der oberkörperfreie Typ, der seinen Fans erklärt, wie sie am besten Muskeln aufbauen. Ich habe die Art und Weise, wie ich in Social Media auftrete, komplett geändert. Zum Beispiel fragte ein Pharmaunternehmen bei mir an, ob ich nicht für ihr Präparat werben wolle. Sie hätten gehört, dass ich Probleme mit dem Darm hätte, und deshalb wäre ich genau das richtige Testimonial. Außerdem wurde ich plötzlich von Firmen mit veganen Nahrungs- und Nahrungsergänzungsmitteln unterstützt. Das hat mir wieder einmal gezeigt: Auch wenn du dich im Leben komplett umorientierst, gibt es wieder eine Community, mit der du dich austauschen kannst, und einen Markt, der zu dir passt.

Ich mache jetzt für ganz andere Produkte Werbung als früher – und das fühlt sich richtig gut an. Auch weil zum Beispiel vegane Ernährung nicht nur dem Körper guttut, sondern genauso der Umwelt. Wobei ich in der Hinsicht wirklich kein Engel bin. Ich fahre auch ein Auto, das andere vielleicht als Umweltschleuder bezeichnen würden. Aber ich finde, jeder kann ein bisschen dazu beitragen, die Umwelt zu schützen und nachhaltiger zu leben. Bei mir ist es eben die Ernährung, auch wenn meine ursprünglichen Beweggründe rein gesundheitlich sind.

Was mich trotzdem selbst ein bisschen verwundert hat, war, dass das alles absolut positiv angekommen ist. Die Zeit damals war geprägt vom Lesen vieler Nachrichten. Ich bekam richtig viel Zuspruch und, womit ich echt nicht gerechnet hätte, unzählige Nachrichten von Leidensgenossen, die mir ihr Herz ausschütteten und zum Beispiel schrieben: »Was du hast, habe ich auch.« Oder: »Du bist der Erste, dem ich mich anvertraue.« Da erst wurde mir bewusst, dass ich nicht der Einzige mit dieser Krankheit war und dass Colitis ulcerosa auch nichts war, das sonst nur ältere Menschen hatten, sondern dass auch viele Jüngere daran litten. Plötzlich wusste ich, dass da draußen noch viele waren wie ich, die vielleicht sogar noch weniger Rückhalt hatten und sich krass verstecken mussten. Ich glaube, in dem Augenblick kam der »alte« Philipp in mir zurück. Ich wollte ja schon immer anderen helfen, sie motivieren, ein Vorbild sein. Das ist meine Motivation, da geh ich auf – und das war unter anderem ja ein sehr wichtiger Beweggrund, warum ich Polizist geworden war oder Einsatztrainer bei der MKÜ werden wollte. Jetzt hatte ich eine neue Aufgabe. Und es war endlich eine, die mich zu 100 Prozent erfüllte.

Ich hatte selbst am Anfang meiner »Reise« in Foren gelesen, wo man sich überall Hilfe holen kann, und dabei das erste Mal gemerkt, das ich nicht allein war, sondern dass es tausenden Leuten genauso ging wie mir. Und dass es Orte und Organisationen gab, bei denen wir Gehör fanden und viele hilfreiche Tipps bekamen. Ich wollte genauso helfen!

Ich bin auch heute noch oft auf diesen Seiten unterwegs und häufig richtig erschüttert, wenn ich mitbekomme, dass jemand nicht wie ich an den Punkt gekommen ist, zu sagen: »Okay, ich lebe jetzt damit. Ich sehe es nicht als Fremdkörper, sondern als meine Rettung.« Es gibt auch Menschen, die verfluchen den Beutel ihr Leben lang. Dabei ist gerade das der Schlüssel: Dieses Gefühl zu entwickeln, dass er zu dir gehört. Ich gebe ja zu, dass auch ich mir am Anfang nichts sehnlicher gewünscht habe, als dass das Ding endlich wieder wegkommt. Einfach mal zu versuchen, sich damit wohlzufühlen und klarzukommen, war ein irrsinnig langer Prozess und superschwer. Dabei standen die Chancen, dass der Beutel am Ende wirklich nicht mehr nötig sein würde, anfangs relativ schlecht. Allein schon deshalb, weil ja so viel Gewebe entfernt worden war, dass die Ärzte nur einen einzigen Versuch hatten, Dünndarm und Gewebe am Ausgang zu verbinden. Es hätte durchaus sein können, dass ich mich mein Leben lang mit ihm arrangieren muss.

In den ersten Wochen galt mein erster Gedanke jeden Tag diesem verdammten Ding – und jeder letzte. Ich schlief mit dem Gedanken ein und wachte mit ihm auf: Wann ist der Beutel wieder weg? Wann ist es wieder wie früher? Ich war noch meilenweit davon entfernt, den Beutel nicht mehr als Fremdgegenstand anzusehen, sondern zu sagen: »Hey, wegen dieses Teils lebe ich überhaupt noch.« Das höchste Level wäre gewesen, damit baden zu gehen. So weit war ich damals aber noch nicht, dazu hätte ich dann doch etwas mehr Zeit gebraucht. Ich war zwar einmal im Schwimmbad, aber da hatte ich die Badehose gefühlt bis zum Kinn hochgezogen.

Trotzdem kann ich sagen: »Es ist wirklich alles möglich.« Ich stand am Set, habe K11 gedreht, war im Fernsehen – alles mit Beutel. Ich habe sogar eine neue Partnerin gefunden. Und das alles nur, weil ich mir immer wieder gesagt habe. »Find dich damit ab. Nimm ihn an. Er ist da. Das bist du.« Ästhetik ist für unser Leben im Prinzip total unwichtig, sie findet nur im Kopf statt. Die Tatsache, dass wir überhaupt leben können, ist so viel wertvoller als wie wir dabei aussehen. Ich war damals in den Zwanzigern und hatte das ganze Leben noch vor mir. Und das habe ich heute immer noch – und ermöglicht hat mir das nur der Beutel. Ihn positiv zu sehen, macht so viel aus. Es nimmt Sorgen und Stress raus und schafft Freiheit im Kopf.

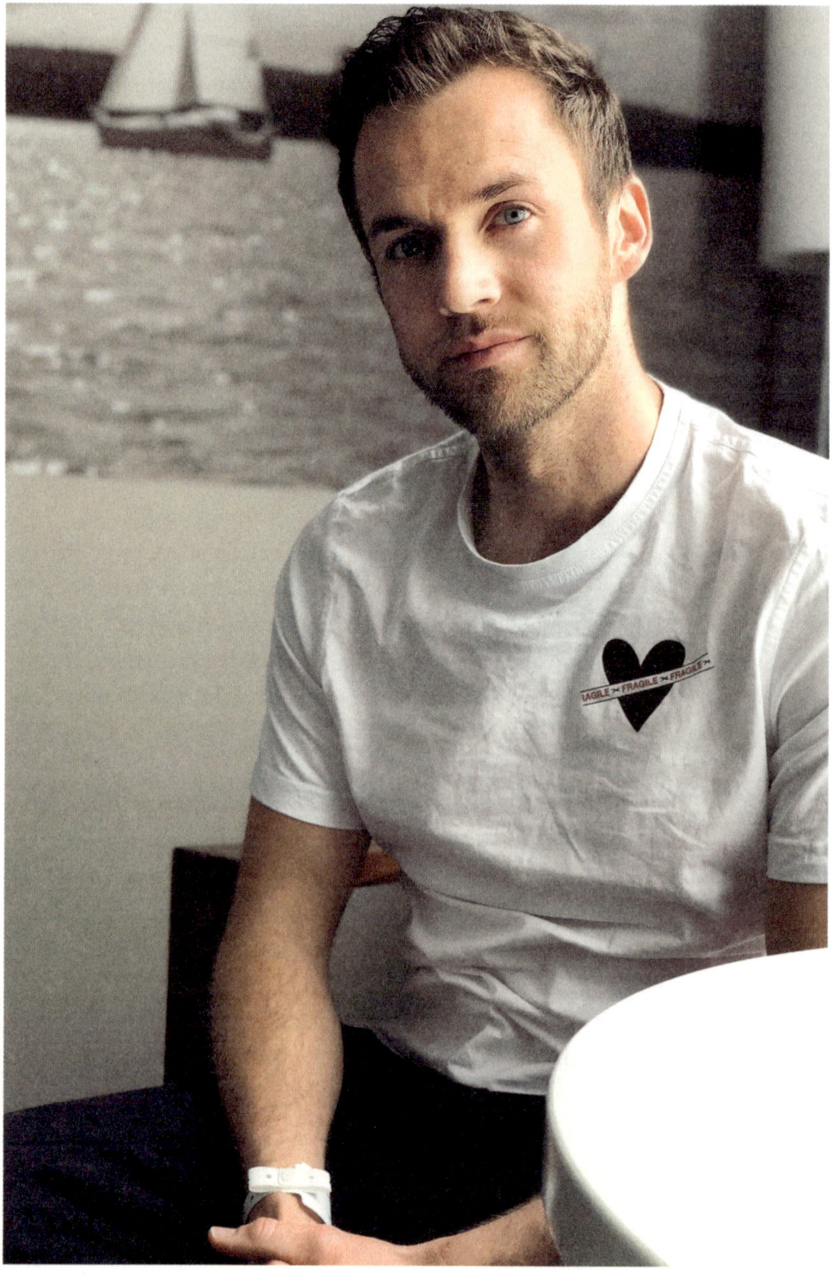
FRAGILE FRAGILE

Noch ein Neuanfang – diesmal ohne Hindernisse

Fast zwei Jahre stand offen, ob ich jemals wieder ohne Beutel leben können würde. Ich habe lange damit gehadert, aber dann die Kurve gekriegt und mich mit dem Ding arrangiert. Trotzdem hatte ich immer Hoffnung …

JETZT ODER NIE

Die Ärzte sagten, ich hätte genau eine Chance, dass bei der Rückverlegung alles klappen würde. Als die OP dann vorbei war, konnte ich es kaum glauben …

Am Ende lagen zwischen der zweiten und dritten OP vier Monate. Dabei weiß ich noch, wie der Arzt nach dem ersten Eingriff meinte: »Bis Weihnachten haben Sie alle drei Operationen hinter sich. Dann ist alles vorbei und Sie können ganz entspannt Ihre Weihnachtsgans genießen.« Tatsächlich konnten wir damals aber gerade mal die zweite OP angehen. Und als ich dann endlich bereit war für den nächsten Schritt, kam Corona – und die dritte OP wurde erst mal verschoben. Beim nächsten anvisierten Termin machte mir dann eine Pouchitis einen Strich durch die Rechnung. Das künstliche »Sammelbecken« am Ende meines Darms hatte sich entzündet. Das kann immer wieder mal vorkommen, weil dort die übrig gebliebenen Gewebe miteinander verbunden wurden, und ist auch nicht schlimm, solange die Entzündung nicht chronisch wird. Lokal angewandte Kortisonschäume oder Einläufe, viel Ruhe und eine bewusste Ernährung löschen die Entzündungsherde normalerweise relativ schnell wieder. Aber bis dahin kann eben nicht operiert werden.

Beim dritten Anlauf war zwar immer noch nicht alles optimal, aber der Chirurg, der bereits die erste OP durchgeführt hatte, meinte, es bestünde eine gute Chance, dass alles klappt. Beim Gespräch am Tag vor der Operation fragte er mich: »Vertrauen Sie mir? Auch wenn ich Ihnen nicht garantieren kann, dass ich den Beutel abnehmen und das Loch im Dünndarm schließen kann? Das kann ich erst entscheiden, wenn ich Ihren Dünndarm

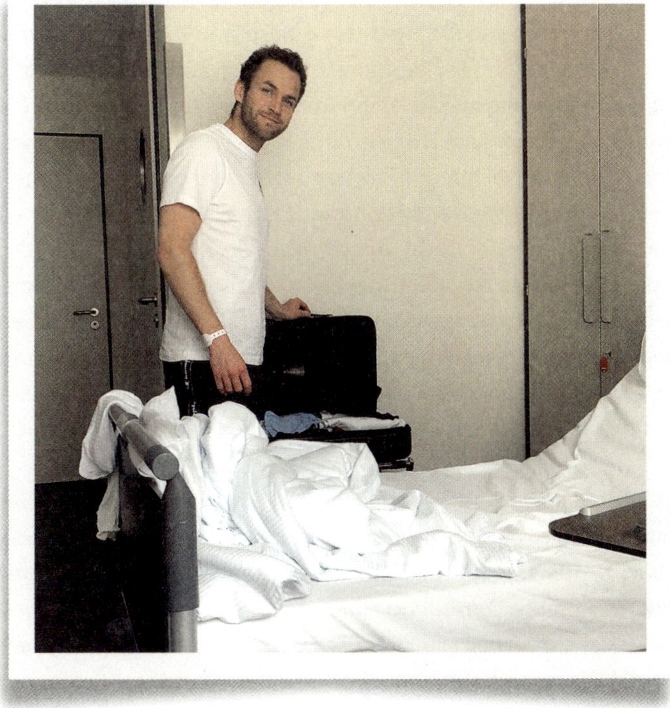

von innen sehe.« Der Professor erklärte mir, dass der Ausgang mit der Zeit so eng geworden war, dass man schauen müsse, ob der Stuhl noch hindurchpasst. Um das überprüfen zu können, musste mein Arzt, sobald ich unter Narkose lag, erst mal in mich reinschauen. »Okay«, antwortete ich. »Ich vertraue Ihnen. Sie entscheiden.« Ich hatte und habe ein unglaubliches Vertrauen zu diesem Mann. Der Kontakt zu ihm war in den letzten eineinhalb Jahren sehr intensiv geworden. Wir telefonierten fast wöchentlich. Er rief mich an und meldete sich ab, wenn er in den Urlaub fuhr. Das gab mir Sicherheit und ich hatte das Gefühl: Dieser Arzt kümmerte sich wirklich. Trotzdem gibt es bestimmte Faktoren, die man einfach nicht beeinflussen kann. Wenn sich die Verbindung zwischen Ausgang und Dünndarm entzündet, was jederzeit passieren kann, besteht die Gefahr, dass der Beutel in einer weiteren OP wieder angelegt werden muss. Und das war's dann, denn das bedeutet: Du hast auf Lebenszeit den Beutel beziehungsweise einen künstlichen Darmausgang. Du kannst das Ding nämlich, wenn nicht genug Gewebe vorhanden ist, wie es bei mir der Fall war, nicht beliebig oft abnehmen und bei Bedarf wieder anbringen. Du hast dann genau einen Versuch. Wenn der nicht klappt, hast du Pech. Mein Chirurg meinte, ich hätte eine 80-prozentige Chance, dass alles gut gehen würde. Das klang eigentlich nicht schlecht, aber 20 Prozent sind andererseits auch nicht wenig. Und es ging hier ja nicht um eine banale Wahrscheinlichkeitsrechnung, sondern um den Verlauf meines restlichen Lebens.

Als ich nach der OP zu mir kam, hörte ich die bekannten Geräusche. »Okay, ruhig bleiben, Philipp«, dachte ich. Aber keine Chance, noch nie hatte ich im kompletten Vollrausch so schnell eine bestimmte Bewegung drauf: Meine Hand tastete an meinen Bauch, direkt an die Stelle, wo vorher der Beutel war. Er war weg! Alles was ich fühlte, war ein Pflaster, ein relativ kleines sogar. Ich konnte es nicht glauben. Ich fühlte noch mal und dann war plötzlich alles verschwommen. Nein, nicht wegen der Narkose. Ich weinte. Ich konnte meine Tränen nicht zurückhalten. Es war aber auch unvorstellbar: Eineinhalb Jahre hatte ich einen Beutel am Bauch. Und mindestens die Hälfte der Zeit hatte ich gebraucht, um mich überhaupt an ihn zu gewöhnen. Um dankbar dafür zu sein, dass er da war. Das war einer der wichtigsten Sachen, die ich lernen musste: Nicht enttäuscht zu sein wegen des Beutels, sondern mit ihm zu leben. Dankbar sein. Ich weiß, das klingt alles easy, aber das ist es nicht. Das dauert seine Zeit. Und trotzdem: Jetzt war er doch weg. Ich konnte es nicht fassen.

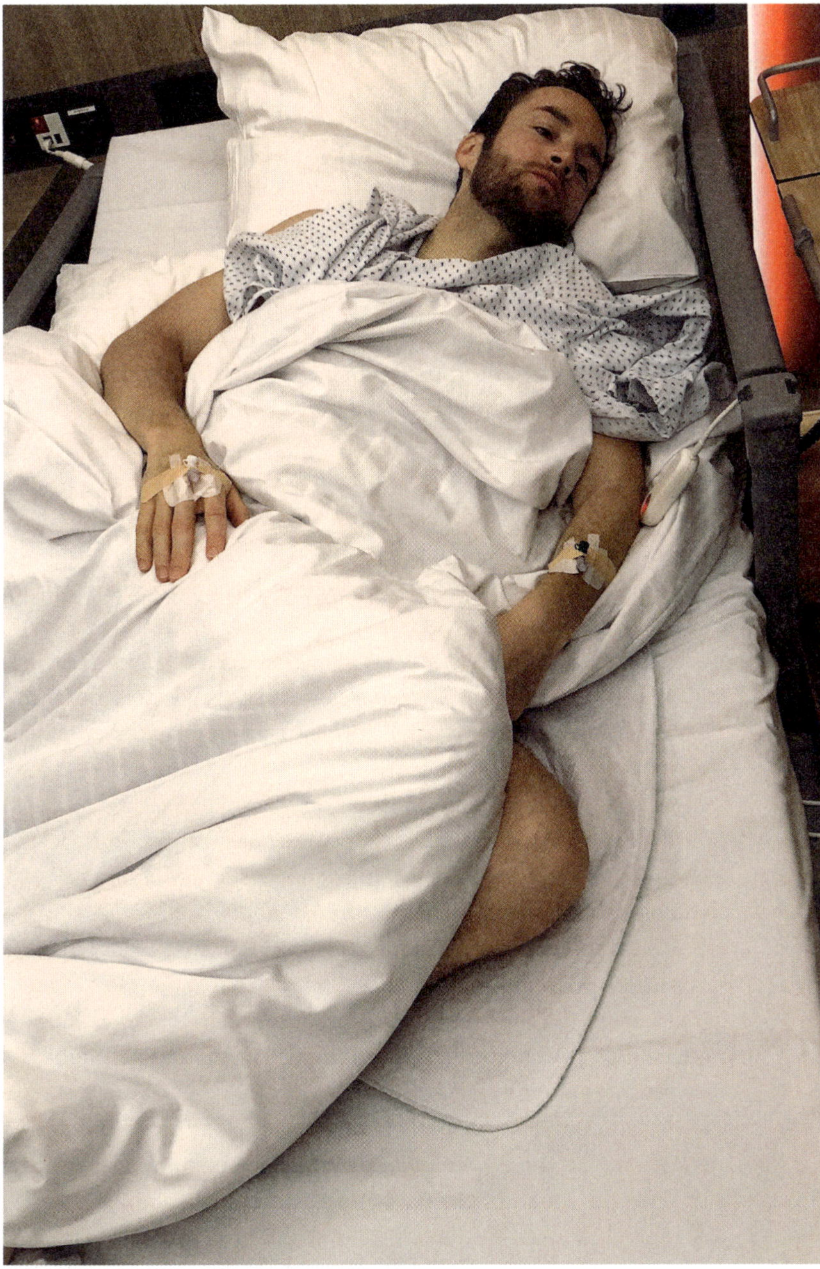

RÜCKVERLEGUNG

Wann kann eine Rückverlegung geplant werden und was gilt es danach zu beachten, damit sich der Alltag wieder normalisiert?

Bei Colitis ulcerosa wird die Stomaanlage häufig nur temporär geplant und nach sechs bis zwölf Monaten wieder zurückverlagert. Allerdings ist auch dann nicht einfach alles wie zuvor und es bedarf einer gewissen Zeit, bis sich Mensch und Darm an die neue Situation gewöhnt haben. Denn weil der Dickdarm fehlt, wird der Stuhlgang viel weniger stark eingedickt. Das heißt, dass die gewohnte feste oder normal-feste Stuhltextur in der Regel nicht mehr auftritt.

Der Dünndarm-Stuhl ist deutlich breiiger und obwohl mit der Pouch-Anlage chirurgische Möglichkeiten zur Verfügung stehen, die eine gewisse Reservoirfunktion ermöglichen (siehe Seite 80 ff.), besteht nach Kolektomie und Stomarückverlagerung ebenso wie nach einer einzeitigen Kolektomie, also der Entfernung des Dickdarms und Ausbildung des Pouchs bei einem einmaligen operativen Eingriff, zumeist eine erhöhte Stuhlfrequenz von ein bis vier Stuhlgängen am Tag.

Beides, der weiche Stuhl sowie die erhöhte Stuhlfrequenz, lässt sich über die Ernährung teilweise günstig beeinflussen, hier ist eine individuelle Ernährungsberatung ratsam. In Einzelfällen sind auch stuhleindickende Präparate (Flohsamen) oder stuhleindickende Medikamente (Loperamid, Codein, Tinctura opii) erforderlich, um die Stuhltextur zu optimieren. Vor allem aber heißt es nach einer Kolektomie erst einmal Ruhe zu bewahren und geduldig zu sein. Bis sich ein neues stabiles Stuhlgangverhalten eingestellt hat, vergehen oftmals sechs bis 24 Monate.

Sofern in der Übergangsphase unkontrollierte Stuhlabgänge ein Problem darstellen, können neben Medikamenten auch Einlagen oder Analtampons vorübergehend als Hilfsmittel zum Einsatz kommen.

Ist die Stuhltextur dauerhaft zu weich oder sogar flüssig, bietet sich eine Ernährungsumstellung konsequent nach dem FODMAP-Prinzip an (siehe Seite 113 ff.), da diese Ernährungsform insgesamt einen festeren Stuhl begünstigt. Sollte auch dies nicht ausreichen, empfiehlt sich eine individuelle ernährungsmedizinische Beratung und die medikamentöse Therapie durch den behandelnden Arzt.

AB NACH HAUSE

Diesmal musste ich nicht lange auf der Intensivstation bleiben, sondern ich kam schon bald auf mein Zimmer. Die Tür ging auf, der Pfleger schob mich rein und ich blickte in die feuchten, aber strahlenden Augen meiner Mutter und meiner Freundin. Das war der Punkt, wo sich keiner mehr halten konnte. Beide beugten sich über das Bett, umarmten mich und wir heulten alle zusammen, was das Zeug hielt. Ich weiß nicht, wann ich das letzte Mal so sehr geweint habe. Wie im Zeitraffer gingen mir die vergangenen Monate durch den Kopf.

Nur eine Woche nach der OP durfte ich nach Hause, wobei es dort noch mal 14 Tage gedauert hat, bis ich mich wirklich an die neue Situation gewöhnt hatte. Ich wusste natürlich schon vorher: Wenn der Beutel entfernt werden würde, bedeutete das, dass mein Körper alles wieder so machen musste wie früher, nur ohne Dickdarm – und ohne künstlichen Ausgang. Dadurch wurde die Sache mit dem Stuhlgang natürlich noch mal komplizierter, denn jetzt kam ja alles wieder unten raus. Ich kam dann aber relativ schnell mit allem klar, habe mit leicht verdaulichen Sachen angefangen und mich dann gewissermaßen gesteigert. Mein Darm konnte recht schnell immer mehr ab. Außerdem bekam ich Tabletten, die den Stuhl im Dünndarm verdickten, was ja bei gesunden Menschen erst im Dickdarm passiert. Dadurch musste ich nicht mehr nach jedem Essen auf die Toilette rennen, sondern die Abstände vergrößerten sich. Drei Wochen nach der OP stand ich wieder vor der Kamera.

EINMAL VEGAN, IMMER VEGAN

Was meine Ernährung angeht, habe ich bis zu meiner letzten OP alles radikal durchgezogen. Und ich bin fest davon überzeigt, dass das maßgeblich dazu beigetragen hat, dass ich die zweite und vor allem die dritte Operation sehr viel besser überstanden haben als die erste – mal abgesehen von der Sache mit dem Rücken.

Sich anders zu ernähren und vor allem ganz auf vegan umzusteigen, geschah jedoch nicht auf Rat der Ärzte. Die haben mich ehrlich gesagt eher belächelt, weil »das ja alles gar nicht bewiesen ist«, wie sie meinten. Im Krankenhaus hat mir sogar mal jemand gesagt – ich zitiere im O-Ton: »Da können Sie ja auch draußen eine Hand voll Erde essen.« In diesem Moment war mir klar, dass da zwei Welten aufeinanderprallen. Ich bin meinen Ärzten wirklich von Herzen dankbar, weil sie mich immer hervorragend betreut und sich dabei oft viel, viel mehr engagiert haben, als ich erwartet hätte. Aber in der klassischen Schulmedizin spielt die Ernährung nun mal keine so große Rolle, das gehört einfach nicht in dem Maße zur Ausbildung eines Arztes, wie ich es mir in meiner Situation gewünscht hätte. Das war mir früher nicht bewusst und ist mir erst aufgefallen, als ich anfing Fragen zu stellen.

Natürlich kannst du nicht einfach sagen: »Okay, ab heute verzichte ich zum Beispiel auf Fleisch oder Gluten und ab morgen ist deswegen alles gut.« Das sind ja lauter kleine Zahnräder, die ineinandergreifen und dafür sorgen, dass der Körper mehr und mehr in Schwung kommt und am Schluss geschmeidig und rund läuft. Das geht leider nicht von einen Tag auf den anderen, sondern dauert seine Zeit. Ich kann auch gar nicht sagen, was mich am Ende gesund gemacht hat. Aber ich kann sagen: Das und das habe ich alles gemacht und dieses Gesamtkonstrukt, die ganzen Veränderungen haben dazu beigetragen, dass es mir heute wieder gut geht. Und natürlich hatte es auch ganz viel mit meiner Einstellung zu tun und mit meiner Bereitschaft, mich auf die Veränderung einzulassen.

Ich sage nicht, dass es ein Allheilmittel ist, seine Ernährung umzustellen. Ich habe damit allerdings extreme Erfolge erzielt und mich deshalb entschlossen, gegen den ärztlichen Rat, all die Hinweise, zum Teil Gelächter und Kommentare wie »Jetzt iss doch mal was Vernünftiges!« weiterzumachen. Für mich hat es

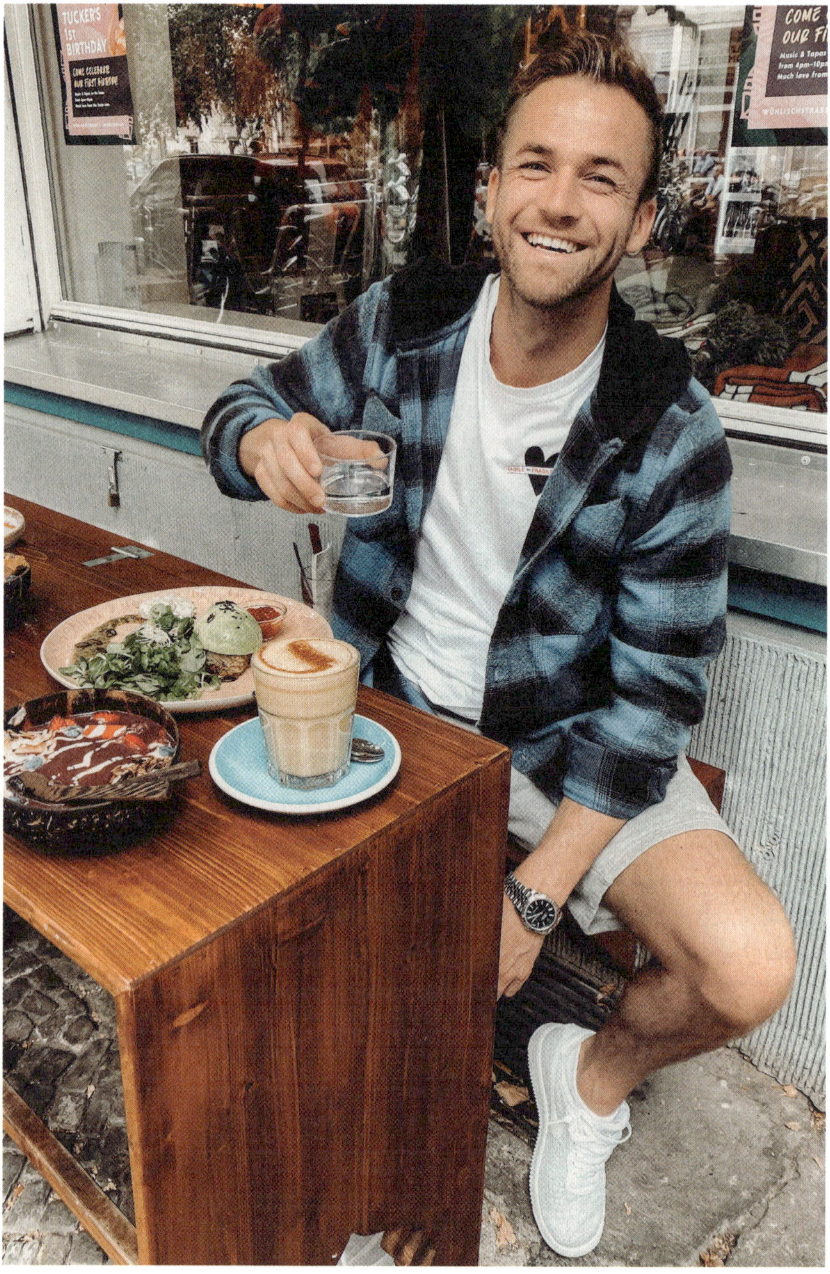
TUCKER'S
1ST
BIRTHDAY

einfach keinen Sinn gemacht, Dinge zu essen, die ganz offensichtlich Entzündungen fördern. Man muss das nicht gleich merken, die Auswirkungen sind oft langfristig und es kommt auch auf den Zustand des Körpers an, ob er darauf reagiert oder ob er es wegstecken kann. Wenn man wie ich jedoch eher geschwächt und entzündungsanfällig ist, dazu vielleicht noch Stress hat und sich dann noch »normal« ernährt, kann das in meinen Augen maßgeblich dazu beitragen, dass es einem immer schlechter geht.

Ich ernähre mich daher weiterhin rein pflanzlich und auch beim Zucker schaue ich bis heute im Supermarkt nicht nur, wie viel davon in einem Produkt steckt, sondern ob dieser von Natur aus enthalten ist, wie zum Beispiel in Getreide und Obst, oder ob er nachträglich noch zugesetzt wurde. In diesem Fall muss er auf der Zutatenliste angegeben werden. Ich habe im Zuge dessen gelernt, dass sich Zucker auch hinter ganz vielen anderen Bezeichnungen verstecken kann, wie zum Beispiel Dextrose oder Maltodextrin und dass das auch Begriffe sein können die erst mal total gesund klingen, wie Apfel- oder Traubensüße. Wer hier tiefer einsteigen will, findet im Internet gute Übersichten.

Ab einem bestimmten Zeitpunkt war mir Zucker sogar richtig unangenehm und als ich nach langer Zeit mal wieder etwas richtig Süßes gegessen habe, konnte ich kaum glauben, was da in meinem Mund abging. Der reine Wahnsinn, aber nicht unbedingt im positiven Sinn.

Meine Mutter hat anfangs versucht, für mich vegan und ohne Zucker zu backen. Weil es aber niemandem von uns geschmeckt hat, kommt heute zumindest wieder Zucker in den Teig. Ich mach ihr und mir deswegen keinen Stress und esse halt nur ein kleines Stück. Das reicht dann aber, denn ich merke Zucker definitiv in meinem Darm, weil die Konsistenz des Stuhls sofort flüssiger wird.

Bei Alkohol ist es übrigens genauso. Doch auch wenn er stark entzündungsfördernd ist, trinke ich ab und an mal ein Glas Rotwein. Das ist in Ordnung, mehr aber nicht. Das merke ich dann auch wieder schnell am Stuhl – und daran wie mein Magen verdaut. Ob es da drin rumrumort oder ob er prall ist. Überhaupt ist mein Bauch, wenn ich mich komisch ernähre, ganz fest und das ist ein Zeichen dafür, dass die Verdauung nicht optimal läuft und der Darm gerade ganz schön zu kämpfen hat.

Bei Gluten habe ich mich dagegen ein bisschen breiter aufgestellt. Seit meiner letzten OP esse ich auch mal ein Brötchen oder in München beim Dreh eine Breze. Da merke ich dann nichts. Wenn ich es übermäßig tue, registriere ich sehr wohl, was in meinem Körper passiert. Es verändert sich zwar nicht gleich etwas im Darm, aber ich spüre zum Beispiel, dass ich abgeschlagen bin und mich schlechter konzentrieren kann. Das ist superspannend – und für mich immer auch ein Grund, die Reißleine zu ziehen.

Manche würden vielleicht sagen, dass ich mich immer noch recht eintönig ernähre. Und ja, allzu große Sprünge mache ich trotz allem nicht. Abends esse ich zum Beispiel gerade immer Reisbowl mit Gemüse. Das schmeckt mir einfach und ich achte darauf, was mir guttut, auch wenn es eher eintönig ist. Keep it simple! Immerhin wage ich mich aber schon mal an Gnocchi heran oder nehme ein veganes Pesto für meine Nudeln. Ich bin auch ein wenig gelassener bei Dressings und Dips geworden und gehe insgesamt entspannter mit den Zutaten um, die in manchen veganen Fertiggerichten stecken. Insgesamt fühle ich mich schon jetzt deutlich weniger eingeschränkt. Nur mit dem Essengehen halte ich mich noch zurück. Denn da weiß ich nicht, was wirklich drinsteckt, egal was auf der Karte steht. Trotzdem: Ich habe meine Entscheidung, so schwer mir anfangs auch alles fiel, nie bereut. Denn was ich dadurch gewonnen habe, ist einfach so viel mehr wert!

ENDLICH WIEDER KRAFTSPORT

Nach der letzten OP habe ich dann auch wieder vorsichtig mit Krafttraining angefangen – trotz der negativen Prognose der Stomaschwester damals. Ich erziele wirklich täglich Erfolge. Es ist Wahnsinn, wie mein Körper das will – als ob er sich erinnern würde, wie fit er einmal war. Ich habe jetzt im Vergleich zu meiner schlechtesten Zeit locker wieder 15 Kilo mehr drauf und die Muskulatur hat sich super entwickelt. Anfangs war ich auch noch gespannt, wie weit ich mit meiner rein pflanzlichen Ernährung im Kraftbereich kommen würde. Jetzt, wo ich wieder voll trainiere, kann ich sagen, ich merke keinen großen Unterschied. Ich habe weder weniger Power noch kann ich mich schlechter fokussieren oder konzentrieren, im Gegenteil.

Aber ich bin mir mittlerweile bewusst, dass Sport viel mehr ist als dicke Muskeln. Deshalb habe ich mein Pensum im Vergleich zu früher auch deutlich runtergefahren und trainiere außerdem viel achtsamer. Wenn du vorher schon weißt, dass du am Ende bist, dann macht Sport keinen Sinn. Es ist für den Körper schließlich eine Menge Holz, die er erledigen muss. Das ist eine Anstrengung, die nicht normal ist. Ich muss nicht wie Arnold Schwarzenegger immer noch mehr Gewicht draufpacken und mache auch mal zwei Übungen weniger. Dafür baue ich hier und da mehr Variation ein. Das sollte jeder, der akut viel Stress hat oder unter Entzündungen leidet, auch tun, sonst wird es dem Körper schnell zu viel. In Hochphasen, bei chronischen Entzündungen oder einem Schub gilt es immer abzuwägen, ob Sport noch guttut oder schon schadet.

Ich bin mittlerweile viel feinfühliger und lasse das Training auch mal ausfallen, wenn ich merke, es wird mir zu viel. Früher habe ich beim Sport zwischendrin auch immer mal wieder aufs Handy geschaut. Heute lasse ich es gleich zu Hause, genieße lieber die Bewegung und bin im Kopf ganz beim Sport. Ich bin nicht mehr von den schnellen Erfolgen getriggert, die man vor allem mit mehr Gewicht kriegt. Und High-Intensity-Training ist natürlich supereffektiv zum Kalorienverbrennen, aber wenn du eh schon gestresst bist, ist es nicht gerade optimal.

Aber Sport ist ja nicht nur für den Körper gut, sondern mindestens genauso wichtig für den Kopf. Für das Selbstwertgefühl und das Selbstbewusstsein. Ich weiß noch, was für ein schönes Gefühl es war, mich nach diesen ganzen Schüben, nachdem ich immer nur auf der Toilette gehockt bin und körperlich so immens abgebaut hatte, wieder im Spiegel anzuschauen und sagen zu können: »Hey cool. Das bin wieder ich.« Das hat mich schon unglaublich gepusht und auch für viele andere ist das ein Lebensretter. Die kommen aus einem Loch und fangen sich durch Sport wieder. Ich bin daher immer noch ein absoluter Befürworter von Sport – aber mit Bedacht und Köpfchen.

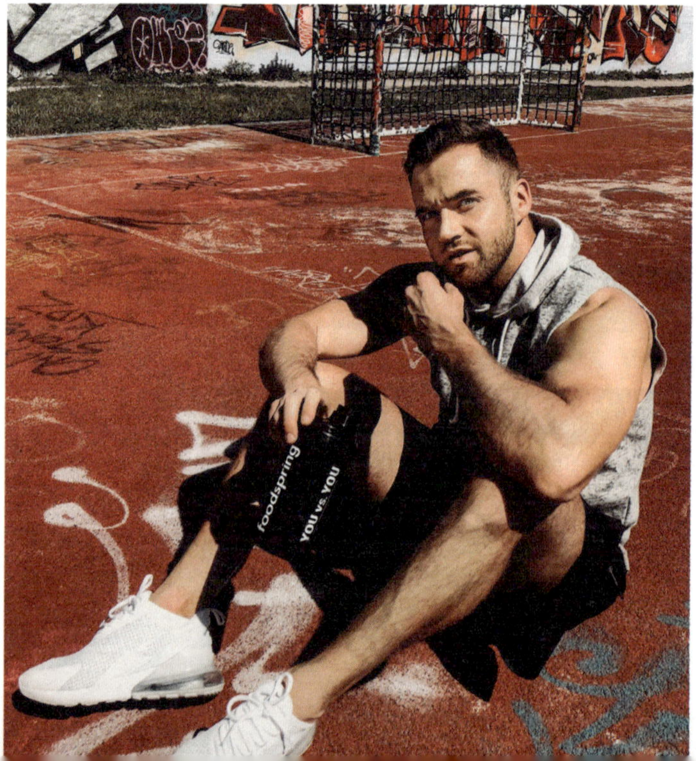

DU HAST ES IN DER HAND

Es gibt sicher Mediziner, die behaupten würden: »Herr Stehler, Sie sind komplett geheilt.« Andere, die sich wirklich mit der Materie auskennen, würden sich nicht so weit aus dem Fenster lehnen und vermutlich lieber sagen: »Das kann man nie ganz heilen, das geht nie ganz weg. Aber man kann sehr viel richtig machen und dann so gut wie beschwerdefrei leben.« Ich selbst würde heute sagen: »Auch wenn du dich noch so wehrlos und erschlagen fühlst. Es ist dein Körper und alles was in deinem Körper abgeht, kannst du beeinflussen.« Diese Erkenntnis ist so, so wichtig!

Wie oft habe ich früher gedacht: »Ach, wenn ich ein Problem habe, gehe ich halt zum Arzt. Der verschreibt mir irgendwelche Tabletten und dann wird das wieder.« NEIN! Dein Körper redet mit dir. Jeden einzelnen Tag. Du musst nur lernen ihm zuzuhören, seine Zeichen wahrzunehmen, zu erkennen und zu deuten. Ich habe viel Zeit damit verbracht, um herauszufinden, wie das funktionieren soll.

Wer weiß, ob es überhaupt so weit gekommen wäre, wenn ich all das, was ich heute weiß, schon früher gewusst hätte. Womöglich hätte ich nie operiert werden müssen. Schließlich kommt der Chirurg immer erst dann zum Einsatz, wenn alles andere nicht geholfen hat. Die OP ist gewissermaßen das letzte Mittel – und so soll es auch sein. Vorher bist du der Boss.

Dazu musst du aber erst mal lernen, im Umgang mit dir selbst sensibler zu werden. Nicht nur nach außen zu leben, sondern genauso in dich hinein zu spüren und die Sprache deines Körpers wahrzunehmen. Weil der nämlich die ganze Zeit über mit dir kommuniziert, egal ob es durch ein Zwicken ist, durch Durchfall oder irgendetwas anderes.

Klar ist man gestraft mit so eine Krankheit, aber mir hat sie auch die Gelegenheit gegeben, mich mehr mit mir selbst zu beschäftigen. Die ganzen harten Phasen haben mich unheimlich reifen lassen. Ich habe gemerkt, was im Leben wirklich wichtig ist.

Ich war immer schon so ein Typ, der Hinz und Kunz kennt. Vielleicht weil ich sehr kommunikativ bin, vielleicht auch weil ich ältere Geschwister habe, die mich schon immer überall mit hin geschleppt haben. Ich habe mich gut gefühlt, wenn ich jede Woche dutzende Einladungen bekommen habe und nie überlegen musste, was ich mit meinem Tag anfangen sollte. Aber als ich dann im Krankenhaus lag, haben sich 90 Prozent dieser Leute nicht mehr gemeldet. Weil es eben plötzlich nicht mehr so cool und lässig war, mit mir abzuhängen.

Heute umgebe ich mich nur noch mit Menschen, die mir das Gefühl geben, sie interessieren sich wirklich für mich als Mensch – und nicht für den Typ mit dem geilen Instagramprofil. Ich habe so viel dazugelernt und ich habe noch einmal ein ganz anderes Verhältnis zu meiner Familie gewonnen. Ich weiß: Auf sie kann ich mich immer verlassen.

Nur weil meine Krankheit so »explodiert« ist, habe ich erkannt, was es bedeutet, sich wirklich um seine Gesundheit zu kümmern. Dass es dafür nicht genügt, jeden Tag Gewichte zu stemmen und Hühnchen zu essen. Wie wichtig ein geregelter Tagesablauf und genügend Schlaf sind. Dass Stress nicht nur etwas in meinem Kopf ist, sondern Auswirkungen auf den gesamten Körper hat. Und vor allem, dass ich kein kleines Rädchen im Medizinbetrieb sein muss, sondern es selbst in der Hand habe, wie ich mich fühle.

Im Endeffekt ist es kein Hexenwerk. Im Endeffekt liegt es an dir. Es gibt niemanden, der dir sagen kann, wie es weitergeht. Du allein hast den Plan. Du bist der Plan. Du musst es machen!

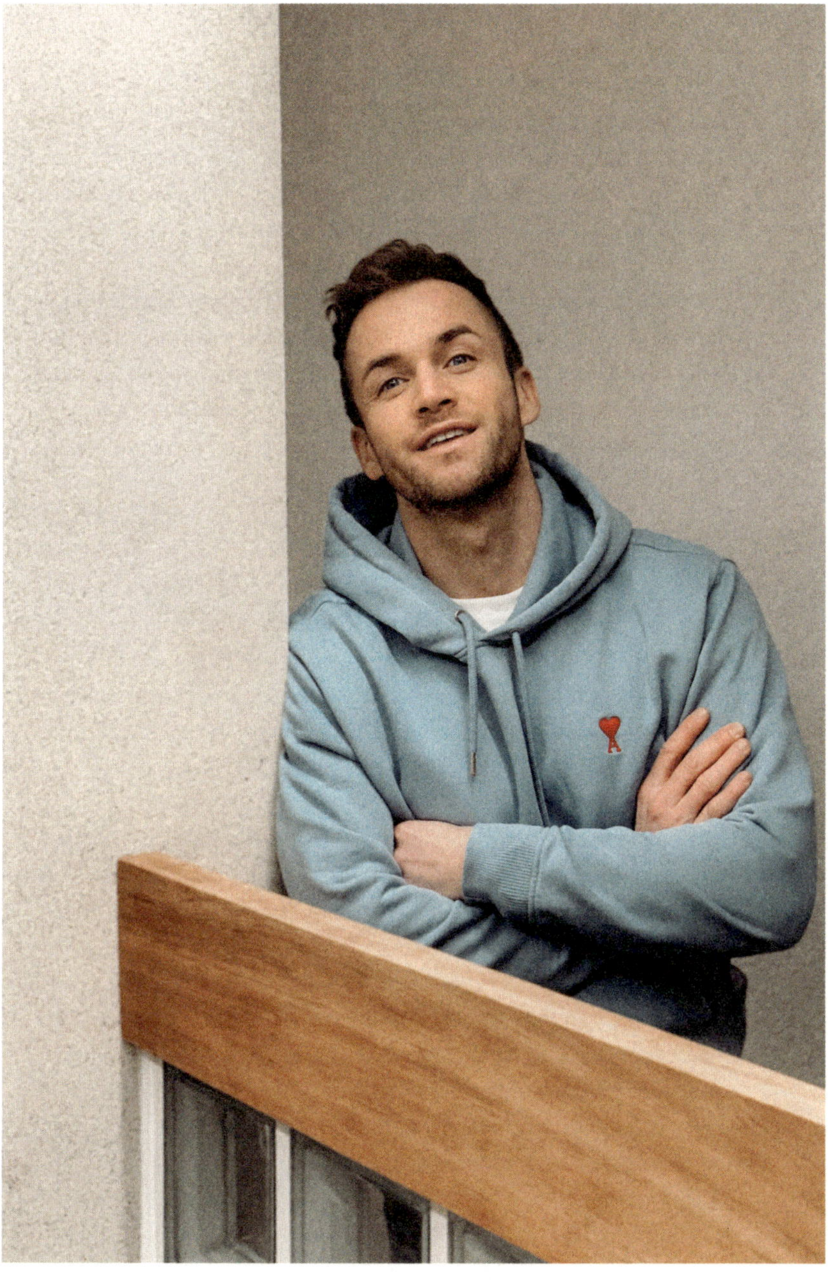

DANK

Wer dieses Buch gelesen hat, weiß, dass die letzten Jahre nicht leicht für mich waren. Ich wurde oft gefragt, wie ich es geschafft habe, trotzdem meinen Lebensmut nicht zu verlieren, die Hoffnung nicht aufzugeben und weiterzukämpfen.

Einen Riesenteil haben meine Familie und meine Freunde dazu beigetragen. Ihre Unterstützung hat mich stark gemacht, sie hat mir geholfen zu mir selbst zu finden und mir Mut gegeben, dass ich alles schaffen kann. Ich kann mich nicht genug bei euch allen bedanken.

Mein Dank gilt allen voran meinen Eltern, die immer für mich da waren. Danke Mutti, für die vielen Stunden, die du an meiner Seite warst und trotz meiner schlechten Launen immer an mich geglaubt hast.

Vanessa, in meiner dunkelsten Zeit kamst du auf einmal in mein Leben und hast mir gezeigt, was es heißt, bedingungslos lieben zu können und geliebt zu werden.

Vielen Dank auch dem Gräfe und Unzer Verlag für das Vertrauen, diesem immer noch tabuisiertem Thema ein Buch zu widmen, und meiner Lektorin Sylvie Hinderberger für die vielen spannenden Gespräche und die Unterstützung.

Danke auch an meine Follower, die mir aufmunternde Botschaften gesendet und Tipps gegeben haben. Ich habe mich über jede einzelne Nachricht gefreut und hoffe, ich kann mich einmal bei euch revanchieren.

MEHR ENERGIE, MEHR WOHLBEFINDEN!

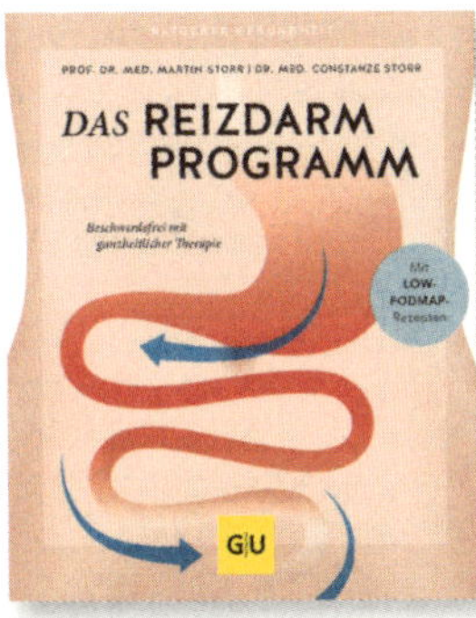

ISBN 978-3-8338-7105-4

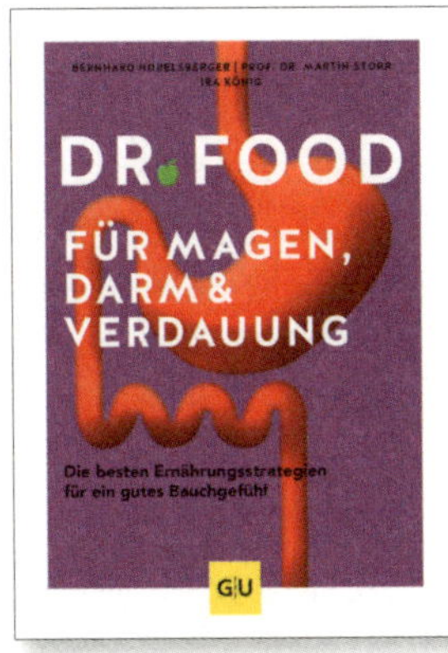

ISBN 978-3-8338-7254-9

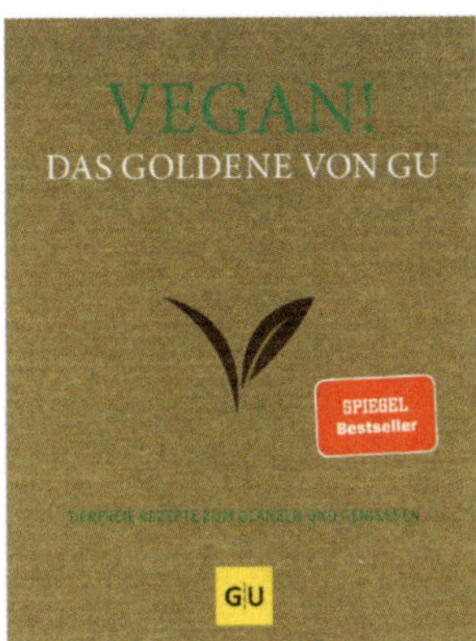

ISBN 978-3-8338-7302-7

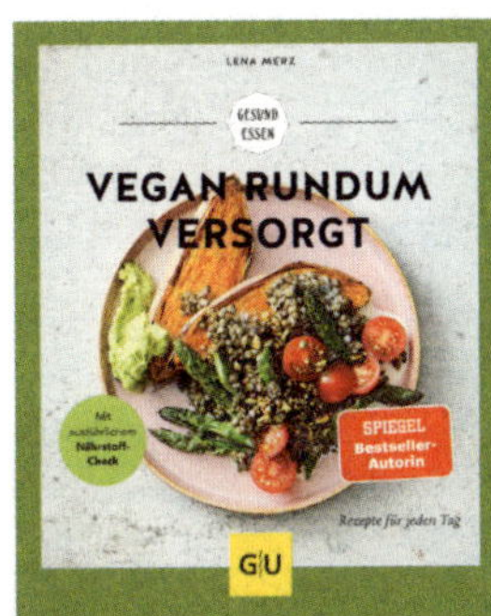

ISBN 978-3-8338-7735-3

Alle hier vorgestellten Bücher sind auch als eBook erhältlich.

G|U

Mehr von GU auf **www.gu.de** und **facebook.com/gu.verlag**

IMPRESSUM

© 2021 GRÄFE UND UNZER VERLAG GmbH, Postfach 860366, 81630 München

GRÄFE UND UNZER

Gräfe und Unzer ist eine eingetragene Marke der GRÄFE UND UNZER VERLAG GmbH, www.gu.de

ISBN 978-3-8338-7976-0

1. Auflage 2021

Alle Rechte vorbehalten. Nachdruck, auch auszugsweise, sowie Verbreitung durch Bild, Funk, Fernsehen und Internet, durch fotomechanische Wiedergabe, Tonträger und Datenverarbeitungssysteme jeder Art nur mit schriftlicher Genehmigung des Verlages.

Projektleitung: Elke Sieferer
Text und Lektorat:
Sylvie Hinderberger
Korrektorat: Anne-Sophie Zähringer
Bildredaktion: Sylvie Hinderberger
Umschlaggestaltung und Layout: ki36, Sabine Krohberger, München
Layout: independent Medien-Design, Horst Moser, München
Herstellung: Petra Roth
Satz: Christopher Hammond
Reproduktion: Longo AG, Bozen
Druck + Bindung:
Livonia Print, SIA

UMWELTHINWEIS:

Nachhaltigkeit ist uns sehr wichtig. Der Rohstoff Papier ist in der Buchproduktion hierfür von entscheidender Bedeutung. Daher ist dieses Buch auf PEFC-zertifiziertem Papier gedruckt. PEFC garantiert, dass ökologische, soziale und ökonomische Aspekte in der Verarbeitungskette unabhängig überwacht werden und lückenlos nachvollziehbar sind.

BILDNACHWEIS:

Alle Bilder von Philipp Stehler mit Ausnahme von: Vivi D'Angelo: S. 120, 121, 128, 130, 131, 135, 141, 143; Coco Lang: S. 127, 132, 133, 139, 140; Martin Storr: Klappe hinten; Nicky Walsh: S. 123; Alexander Walter: S. 129, 142.
Syndication:
www.seasons.agency

GRÄFE UND UNZER

Ein Unternehmen der
GANSKE VERLAGSGRUPPE